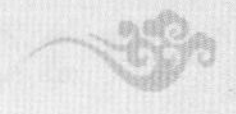

大众健康画中话丛书

开封市科学技术协会
开封市卫生健康委员会 / 组织编著
开封市全民健康促进会

总主编 庞国明

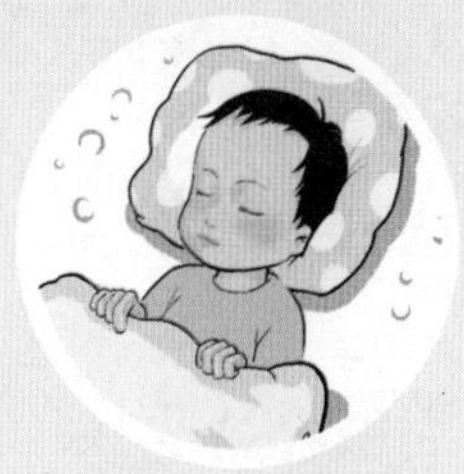

睡出健康

画中话

主 编
庞国明
执行主编
李方旭 王凯峰

上海科学技术出版社

图书在版编目（CIP）数据

睡出健康画中话 / 庞国明主编. -- 上海 : 上海科学技术出版社, 2021.6
（大众健康画中话丛书）
ISBN 978-7-5478-5379-5

Ⅰ. ①睡… Ⅱ. ①庞… Ⅲ. ①睡眠－关系－健康－普及读物 Ⅳ. ①R163-49

中国版本图书馆CIP数据核字(2021)第104879号

睡出健康画中话

主　　编　庞国明

执行主编　李方旭　王凯峰

上海世纪出版（集团）有限公司
上 海 科 学 技 术 出 版 社　出版、发行
(上海钦州南路 71 号　邮政编码 200235　www.sstp.cn)
上海盛通时代印刷有限公司印刷
开本 889 × 1194　1/32　印张 3.75
字数 50 千字
2021 年 6 月第 1 版　2021 年 6 月第 1 次印刷
ISBN 978-7-5478-5379-5/R · 2318
定价：25.00 元

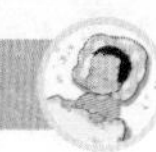

内容提要

《睡出健康画中话》系“大众健康画中话丛书”分册之一。本书以“睡眠紊乱的危害”“高质量睡眠的‘五要素’”等大家关心的热点问题为切入点，进一步对“不同姿势睡眠的利与弊”“不同人群所需要的睡眠时间”“不同季节的睡眠特点”等大家睡眠中常见的问题进行了深入分析，接着因人群而异提出了不同的睡眠建议，最后，对常见睡眠障碍的防治方法进行了详细介绍，以期能够帮助广大睡眠障碍朋友早日摆脱痛苦。在附录部分有“睡眠量表”，以供读者为自己的睡眠“打个分”。本书以“漫画”形式讲述“睡眠”与“健康”的关系，增强读者阅读兴趣，令读者“读得懂”“兴趣浓”，在愉悦的心情下掌握“睡眠”与“健康”的相关知识。

本书可供关注健康问题的大众人群参考阅读。

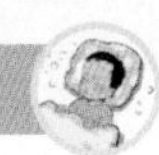

丛书编委会

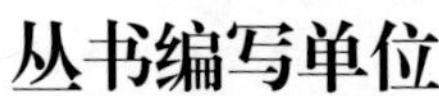

丛书编写单位

（排名不分先后）

开封市中医院

国家区域（华中）中医内分泌诊疗中心

北京中医药大学深圳医院

河南省中医糖尿病医院

河南省中西医结合糖尿病诊疗中心

河南大学中医院

河南大学中医药研究院

开封市中医糖尿病医院

河南省骨科医院

河南经贸职业学院

开封市体检保健中心

中国人民解放军陆军第 83 集团军医院

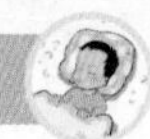

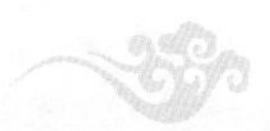

睡出健康画中话

编委会

主　编

庞国明

执行主编

李方旭　王凯峰

副主编

王红梅　谢卫平　校爱玲　龙新胜　郑文静　鲍玉晓

编　委

（以姓氏笔画为序）

王凯锋　许　亦　孙　扶　李义松　李鹏辉　杨雪彬

张亚乐　陈明君　武　楠　庞　鑫　南风尾　高言歌

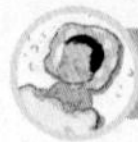

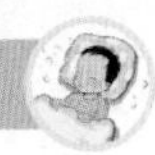

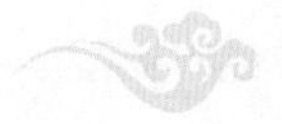

丛书前言

健康是我们每个人的追求，健康中国是我们14亿中国人的共同追求。习近平总书记指出，“没有全民健康，就没有全面小康”。随着我国综合国力的提升和人民生活水平的改善，群众对健康的追求也更加突出、更加迫切。

为此，开封市科学技术协会、开封市卫生健康委员会、开封市全民健康促进会，以推进“健康开封”建设为契机，以注重预防为主，促进健康，坚持从大健康理念出发，强调以健康为中心、倡导健康生活方式、以提升全民健康素养为目的，积极响应国家、省、市关于建设“健康中国”“健康中原”“健康开封”的健康号召，本着“通俗易懂、服务大众、助力健康”的宗旨，组织编写了“大众健康画中话丛书”。丛书从与我们生活方式密切相关的“吃、动、睡”等方面入手，以画中喻话、以话赋画的形式，生动形象地论述了关于饮食、运动、睡眠等的助健要求。基于目前全民的生活背景，总结了常见不良生活方式，以此提出健康科学的生活方式，是全民在工作、学习、生活之余，能以轻松愉快的心情，从画与话中获得健康常识。

本套丛书有《吃出健康画中话》《动出健康画中话》《睡出健康

画中话》等共 20 个分册。在首批《吃出健康画中话》《动出健康画中话》《睡出健康画中话》3 个分册出版后，将陆续出版其余分册。期盼本套丛书能成为您健康生活方式、健康身心的良师益友，促进您实现“健康、长寿、生活高质量”的目标！

由于水平所限，书中难免有欠妥、纰漏之处，敬请读者不吝指正，以便再版时修正！

编　者

2021 年 3 月

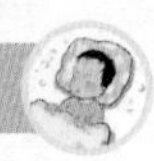

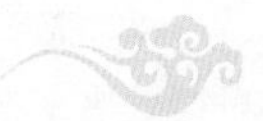

目　录

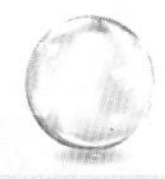

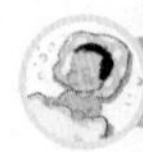

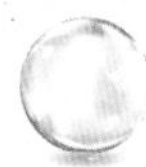

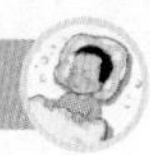

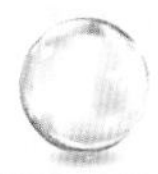

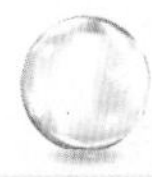

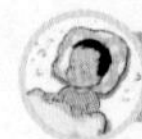

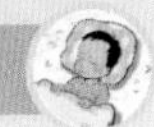

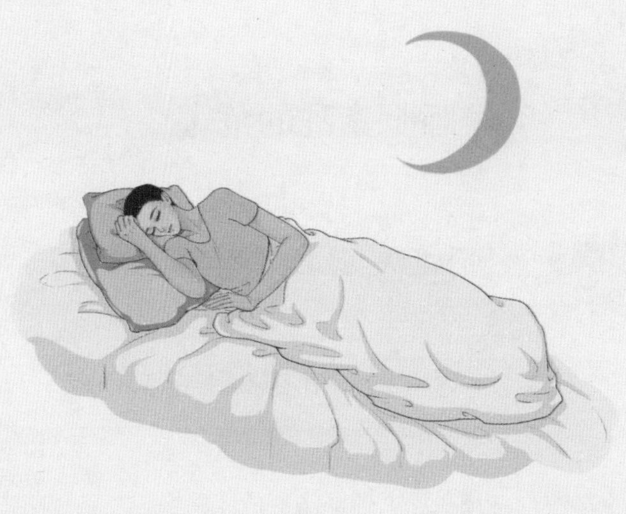

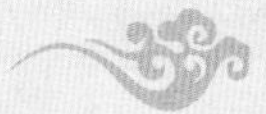

睡眠健康“小百科”

睡眠紊乱的危害

免疫力下降  更易生病，患上感冒、发烧与腹泻等。

衰老速度更快  每天睡不够，衰老速度是正常人的 2.5~3 倍。

心理态不稳定  更易患上抑郁症与精神疾患。

新陈代谢紊乱  更易肥胖，患糖尿病概率上升。

死亡率更高  每晚睡眠不足 4 小时，死亡率是正常人的 1.8 倍。

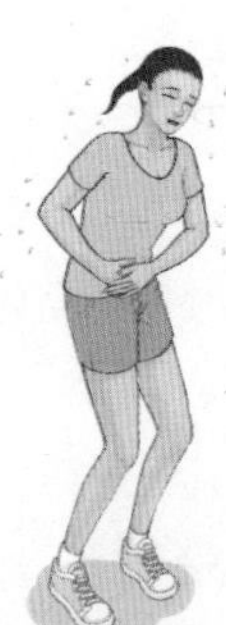

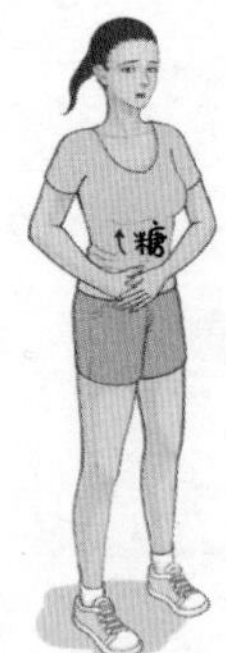

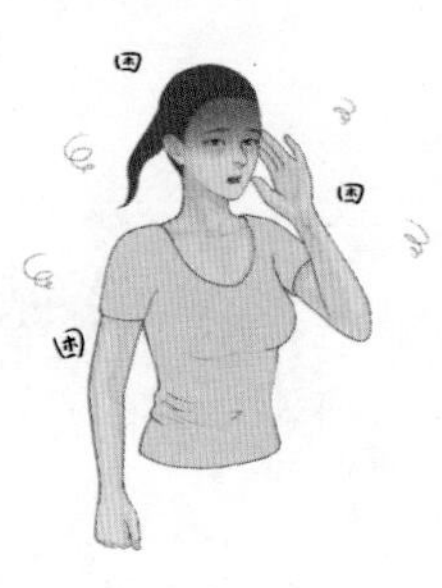

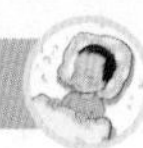

高质量睡眠的“五要素”

良好的睡眠，能够解除身心疲劳，使人在次日的工作生活中拥有充足的能量。高质量的睡眠，具备以下特点：

1 入睡快，上床 10 分钟左右就能睡着。

2 睡眠深，呼吸均匀，睡眠中不易被惊醒。

3 晚上少醒，或醒后会很快再次入睡。

4 起床后精神好，心情舒畅，精力充沛。

5 白天不犯困，头脑清醒，工作效率高。

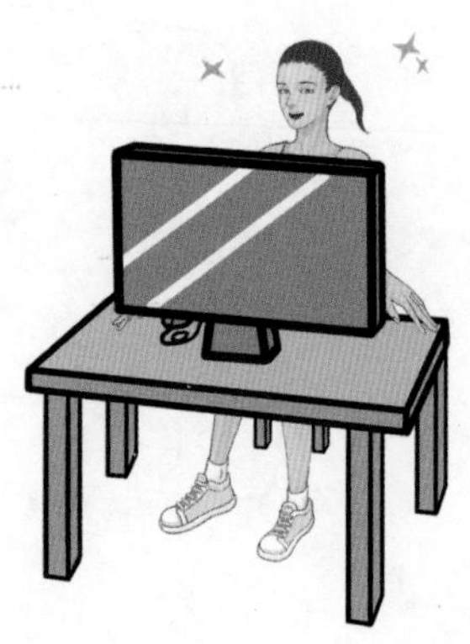

不同睡眠姿势的利与弊

一、仰卧

·优点：①可以让我们全身大部分的肌肉处于一个最放松的状态，针对患有背痛、腰痛的患者来说，是非常合适的。②可以让我们的面部肌肉全都处于松弛状态，有助于养颜美容。

·缺点：①容易导致舌根下坠，阻塞呼吸道。不适合打鼾和有呼吸道疾病的人。②仰卧又容易使人产生胸闷、憋闷的感觉。还会使人不自觉地把手放在胸前，使心肺受压，容易做噩梦。

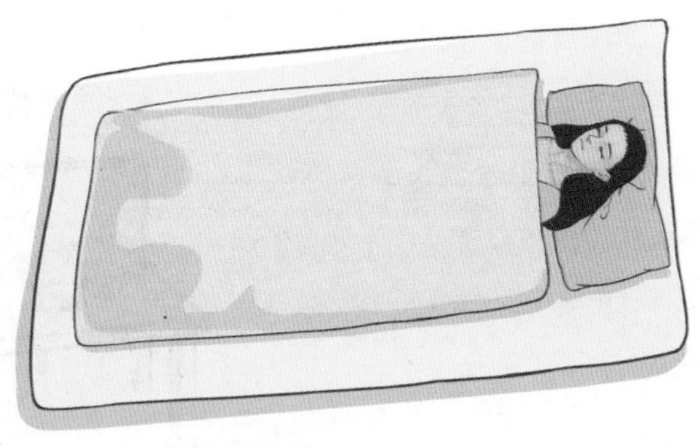

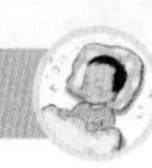

二、俯卧

· **优点**：采用这种睡姿，可以将肚子里面的胀气排出，有利于胸部的发育，也有助于口腔异物排出。同时对有腰椎疾患的人有益处。

· **缺点**：压迫心脏和肺部，影响呼吸，患有心脏病、高血压、脑血栓的人不宜选择俯卧。

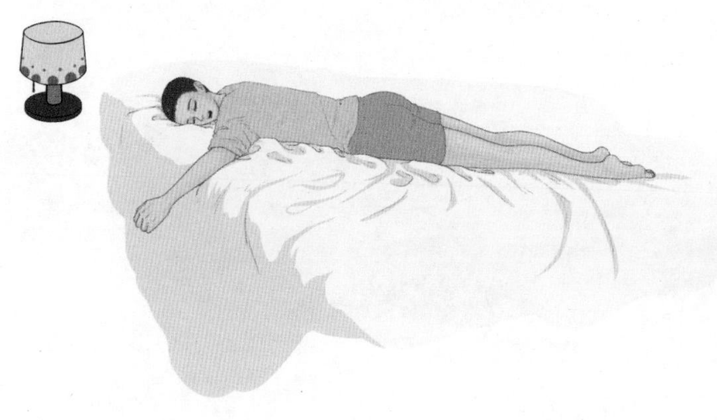

三、左侧卧位

·优点：能养肝气。因为人在侧卧的时候，血自然就归到肝经里去了，肝主藏血，血一归到肝经，人体就能安静入睡并且开始一天的造血功能了。

·缺点：压迫心脏，容易让人在睡觉时翻来覆去，睡眠不稳定。

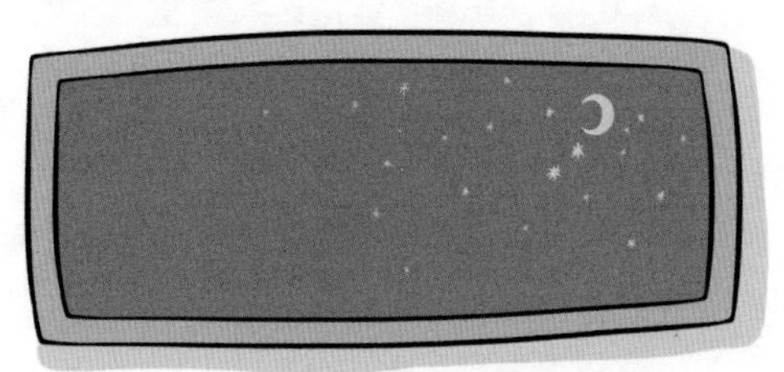

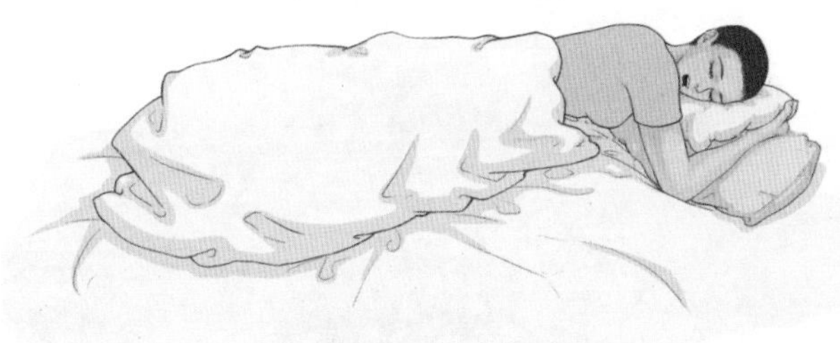

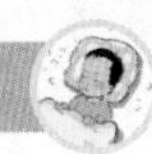

四、右侧卧位

·优点：不会压迫心脏，有利于新陈代谢；可促进消化吸收；大脑、心、肺、胃肠、肌肉、骨骼得到充分的休息和氧气供给。

·缺点：容易导致胃酸反流，影响右侧肺部运动。

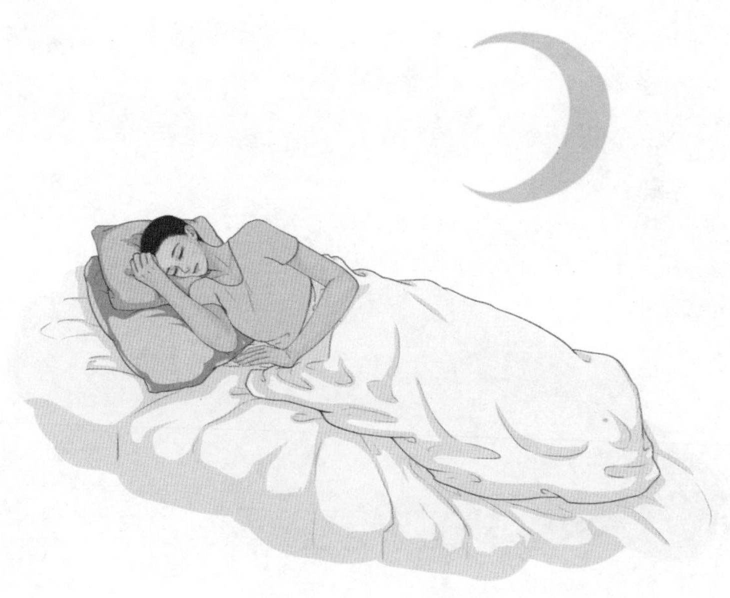

五、不同人群睡眠姿势建议

提示:"√"表示推荐,"✘"表示反对,"▲"表示既不推荐,也不反对。

人群 / 睡姿	仰卧	左侧卧	右侧卧	俯卧
健康人群	√	√	√	▲
婴幼儿	√	√	✘	√
发育期儿童	√	√	▲	✘
患消化系统疾病人群	▲	√	✘	▲
患腰椎疾病人群	√	✘	✘	▲
患呼吸系统疾病人群	▲	▲	√	▲
患心脏病人群	▲	✘	√	▲
患脑血管疾病人群	▲	√	√	▲
肥胖人群	✘	▲	√	▲
爱做噩梦人群	▲	✘	√	▲
患睡眠呼吸暂停综合征人群	✘	▲	√	▲

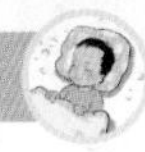

您到底需要多长时间睡眠

一、60 岁以上老人

60 岁以上老年人：每天睡 5.5~7 个小时。阿尔茨海默病协会公布的数据显示，每晚睡眠限制在 7 个小时以内的老人，大脑衰老可推迟 2 年。而长期睡眠超过 7 个小时或睡眠不足都会导致注意力变差，甚至出现老年痴呆，增加早亡风险。

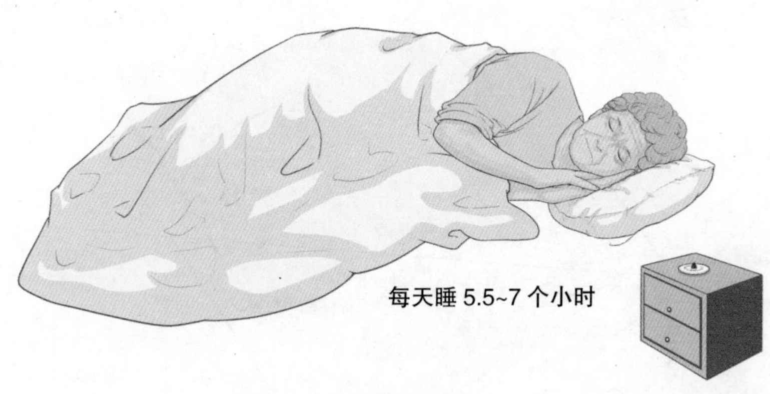

二、30~60 岁成年人

每天睡 7 个小时左右，成年男子需要 6.49 个小时睡眠时间，妇女需要 7.5 个小时睡眠时间，并应保证晚上 10 点到早晨 5 点的“优质睡眠时间”。研究发现，睡眠不到 7 个小时的男性，比睡 7~8 小时的男性死亡可能性高出 26%；同样情况下，女性高出 21%。睡眠超过 8 个小时的男性，比睡 7~8 小时的男性死亡可能性高出 24%；同样情况下，女性高出 17%。

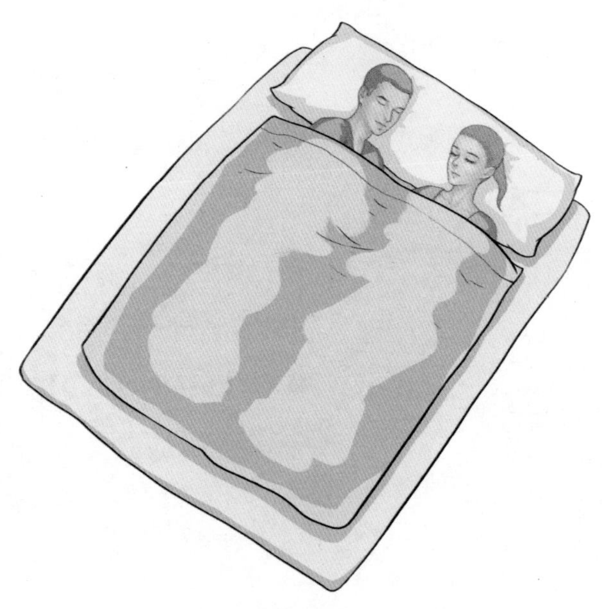

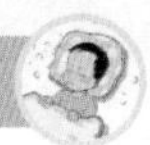

三、13~29 岁青年人

每天睡 8 个小时左右，且要遵循早睡早起的原则，保证夜里 3 点左右进入深睡眠。平常应保证最晚 22 点上床、早 6 点起床，周末也尽量不睡懒觉。因为睡觉时间过长，会打乱人体生物钟，导致精神不振，影响记忆力，并且会错过早餐，造成饮食紊乱等。

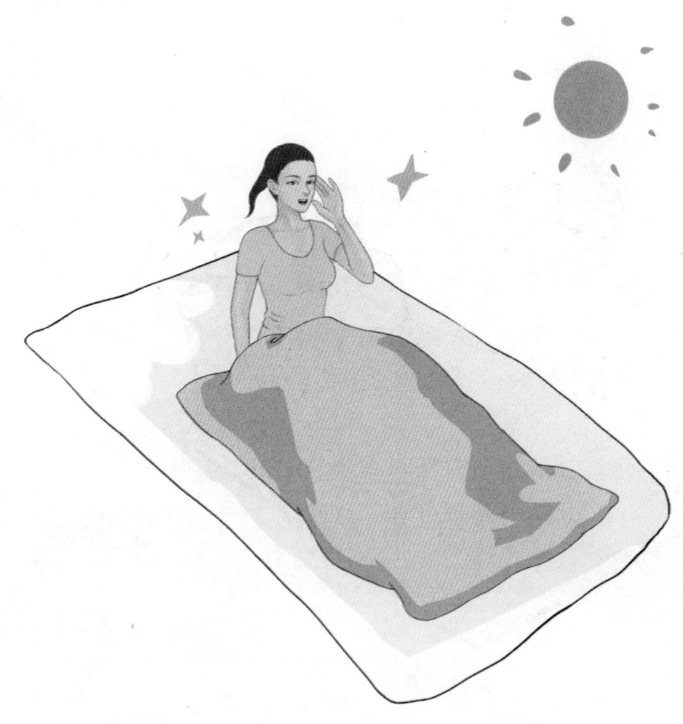

四、4~10 岁的儿童

每天睡 12 个小时是必要的，每晚 8 点左右上床，中午尽可能小睡一会儿。孩子如果睡眠不足，不仅会精神不振、免疫力低下，还会影响生长发育。但睡觉时间也不能过长，若超过 12 个小时，可能会导致肥胖。

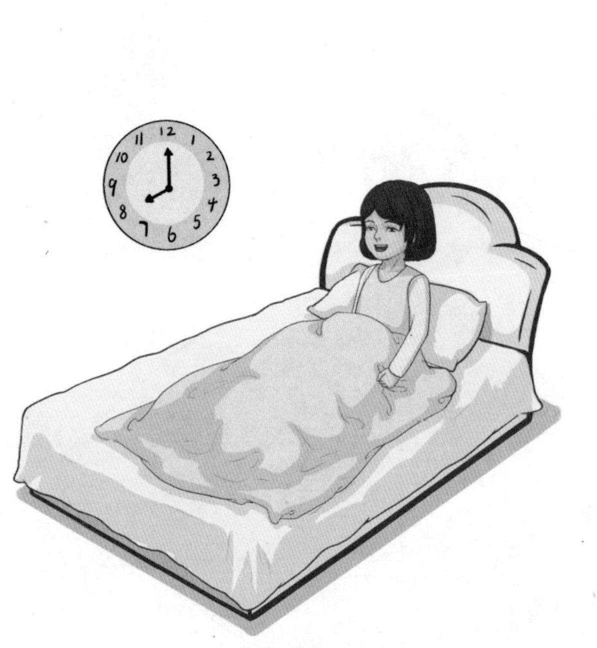

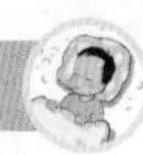

五、婴幼儿

1~3 岁的幼儿，每晚需睡 12 个小时，白天 2~3 个小时。

1 岁以下婴儿，每天需 16 个小时的睡眠。

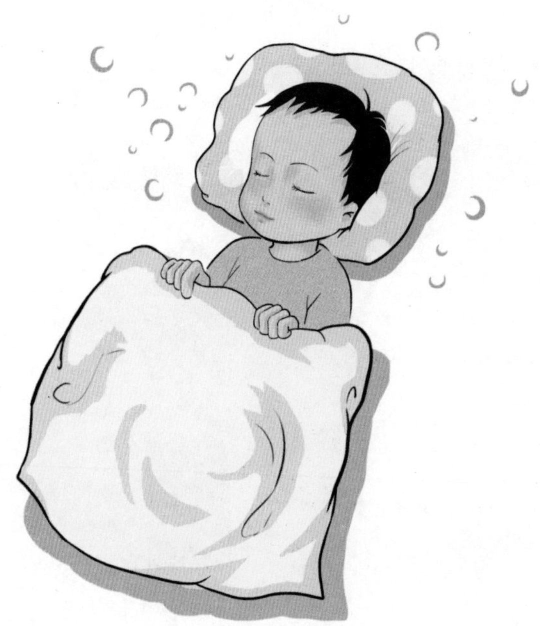

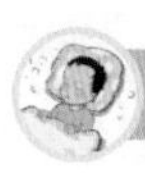

季节不同睡眠有别

春三月　夜卧早起

《内经》曰:“春三月，此谓发陈，天地俱生，万物以荣。夜卧早起，广步于庭。”春天是万物复苏、生发之季，天地之气由此季开始萌发，故此三月的睡眠应“夜卧早起”。春三月22:00~6:00（8小时）为宜。

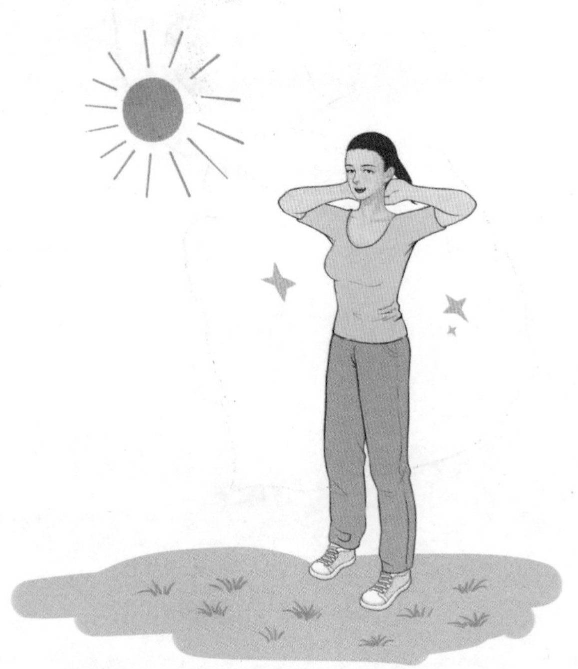

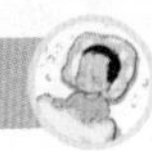

夏三月　清醒亢奋

《黄帝内经》曰:“夏三月，此谓蕃秀，天地气交，万物华实。”夏季天地之气充分交合，其间清气充实，万物处在生长最茂盛季节，而人体也相应如此。即这三个月人体的活力处在高峰而清醒的时间也比较长。故一般来说夏季的睡眠不用太长，6~7 个小时足矣。夏三月 23:00~6:00（7 小时）为宜。

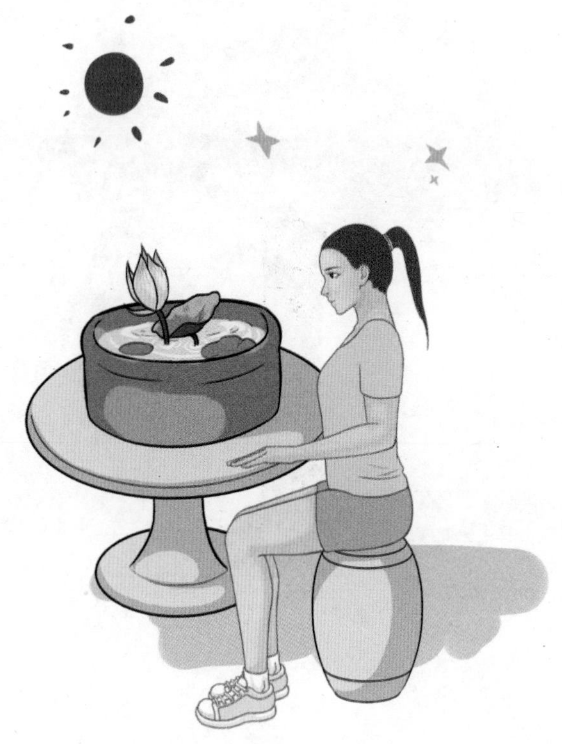

秋三月　早睡早起

秋季为收，自然界的阳气开始收敛、沉降。人体也因此会做相应的调整，此时的睡眠时间应以“收”为主了。每天应保持 9~10 小时的睡眠时间。但第二天也需早起，因为秋季虽开始收敛，但还无需藏。因此在早睡的时候，一定要注意早起。秋天的早晨，早起以使人“神清气爽”。秋三月 21:00~6:00（9 小时）为宜。

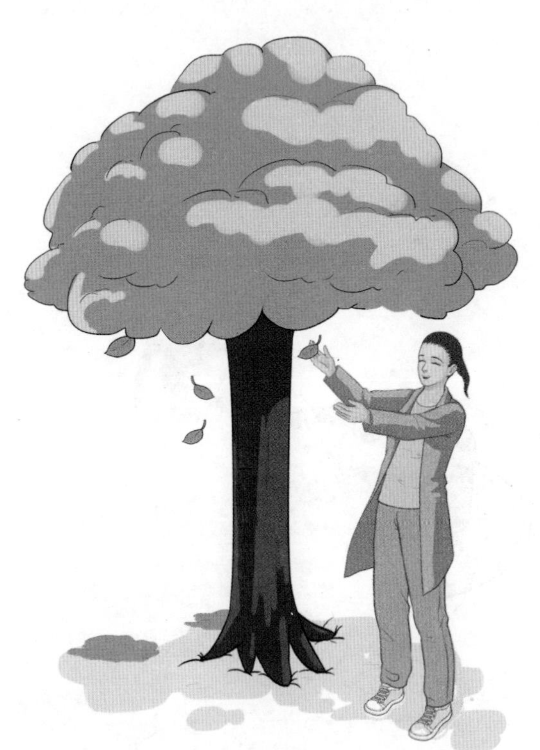

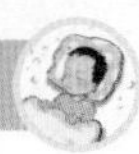

冬三月　早卧晚起

冬季是匿藏精气的时节。人体在此时需要聚集阳气，故冬三月应早卧晚起，“必待日光，养藏之道也”。冬季养生，注重阴之收藏及睡眠质量的提高，则会事半功倍。这个季节的睡眠要“早卧晚起”，“早卧”与秋季同，“晚起”是有讲究的，即天明才起。冬三月 21:00~7:00（10 小时）为宜。

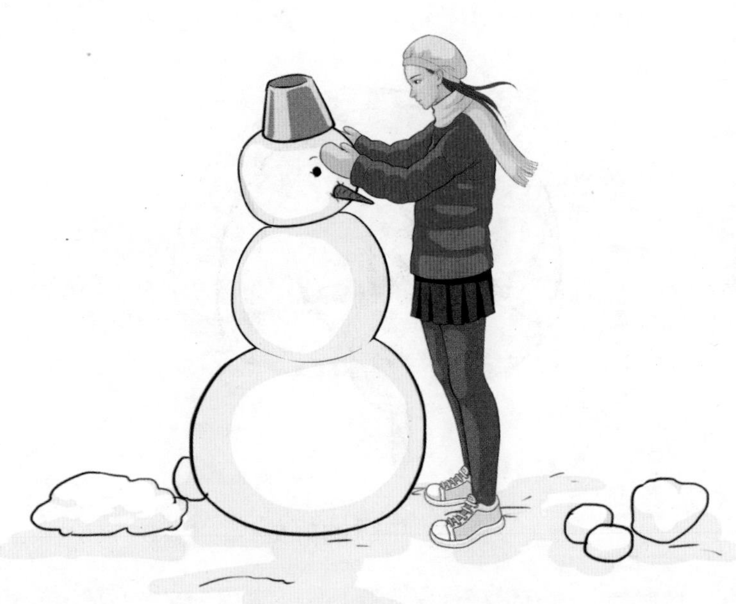

为什么要睡午觉

一、午睡和健康

相关研究表明，少于30分钟的午睡对预防冠心病是有益的，但如果午睡时间超过30分钟，会对身体健康有副作用。

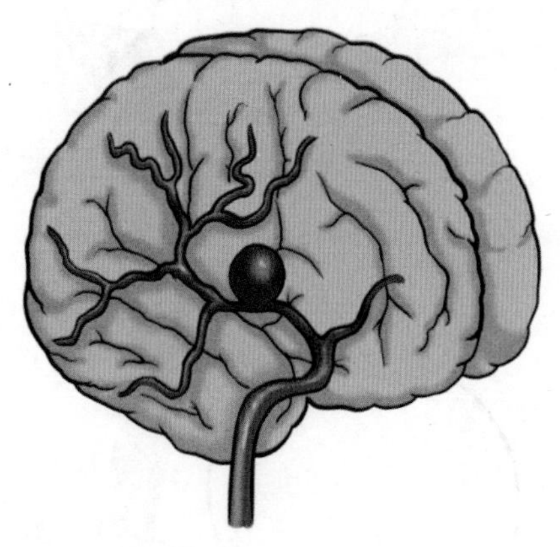

二、午睡的好处

良好的午睡有助于恢复大脑功能，巩固记忆，排除一天中积累的毒素，补充能量。研究表明，对于睡眠不足的人来说，午睡可以提高机敏性、工作表现和学习能力。还有研究发现，午睡甚至有助于增强免疫功能。

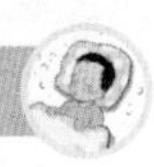

三、提神剂能代替午睡吗

虽然有很多提神剂，比如咖啡，但是没有什么能真正代替午睡。咖啡和其他兴奋剂提供的效果是短暂的，不能代替午睡。

四、失眠的人需要午睡吗

不是每个人都需要午睡。失眠的人不应该午睡，如果你有失眠症，白天午睡会让你觉得晚上不需要睡那么多，这可能会让你的健康状况变得更糟。

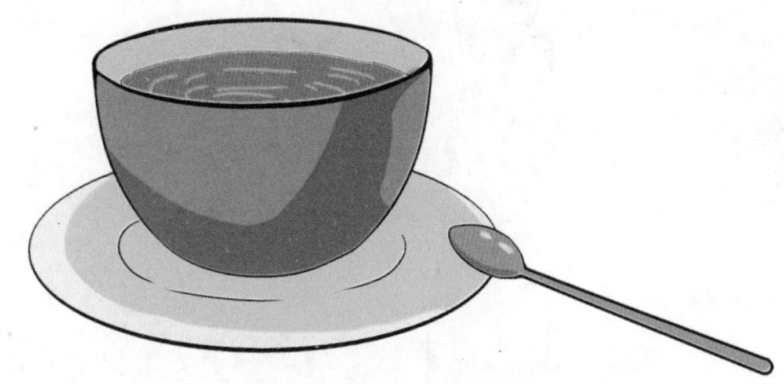

八大错误睡眠观念

很多并不懂如何睡眠才是正确的。大部分人对于睡眠的认识都还停留在：早睡早起身体好、睡眠要满 8 小时等很简单的认识。对于这些认识你不能说是错的，但却容易误导大家对睡眠的理解。下面介绍一下常见的睡眠观误区。

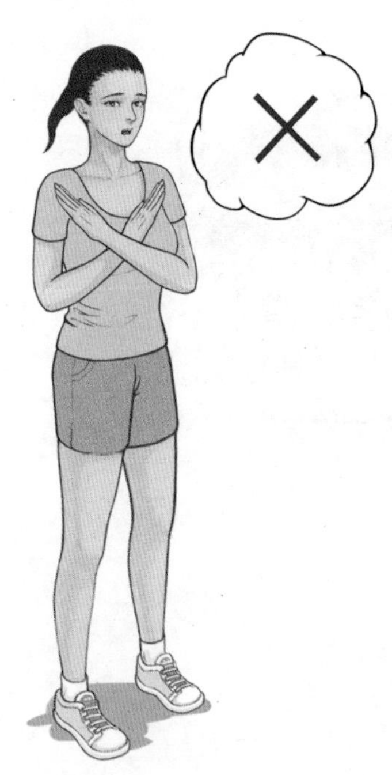

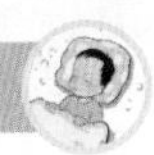

1 我每天都需要 8 小时的睡眠

人与人不同，不是所有人都需要睡 8 小时。每个人随着环境条件不同，睡眠所需要的时间也不一样。睡眠是有一定的周期性的，如果周期没有完成勉强起床，或者刻意延长睡眠时间，都是错误的。

2 为了晚上睡个好觉，我晚上出去跑步，累一些才能睡着

体力活动的确有助于睡眠，但活动的时间却很有讲究。下午 3 点以后高强度的运动会升高中枢体温，不利于进入睡眠。

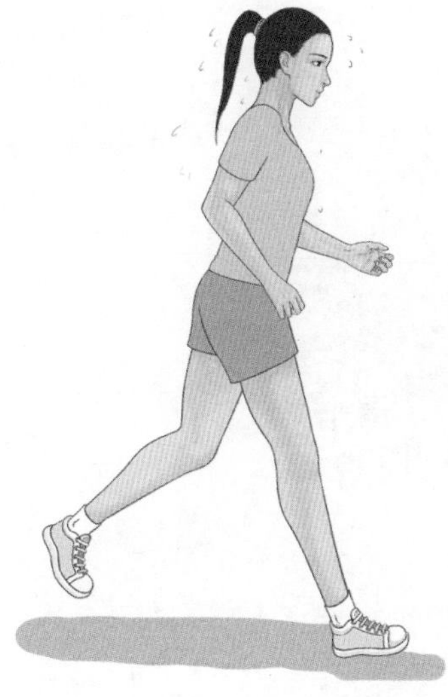

3 我睡在床上的时间越多，才越有机会得到长时间的睡眠

长时间待在卧室是失眠患者一种常见的生活模式，其实这种行为非常不可取，哪怕有一次真的提前睡着了，但整体来看，长时间卧床会使睡着的时间越来越少。

4 如果晚上没有得到足够的睡眠，我需要第二天睡个午觉或晚上提前上床

因各种原因，有时甚至一晚睡不好。如果发生这种情况不要紧张，我们不会因为一个晚上缺觉而“崩溃”，并不需要第二天采取“弥补措施”。缺觉以后只要保持平日的工作作息状态，我们的身体会慢慢恢复睡眠的需求的。

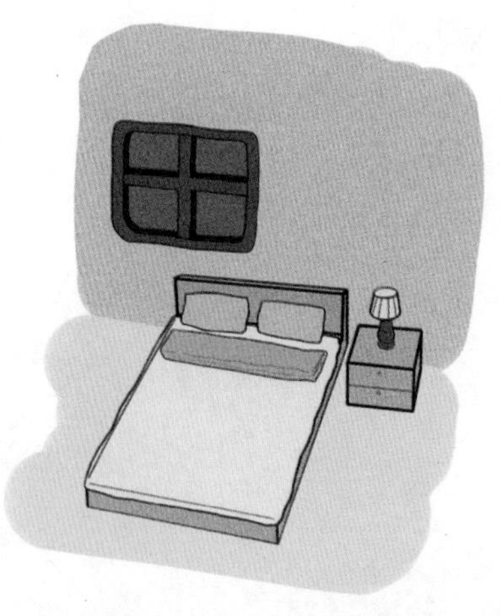

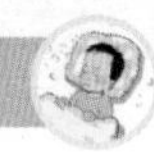

5 当入睡困难或者晚上醒来后再难以入睡时，我应该躺在床上努力再睡

睡不着躺在床上，身体会不由自主地越来越紧张，大脑会不由自主地思考问题。入睡不是靠努力可以实现的，反倒是这种努力影响了睡眠。不妨先离开床，离开卧室，到别的房间冷静一下，喝些凉开水降降体温，等倦意上来了再回到床上。

6 安眠药对身体不好，我宁可吃褪黑素，实在熬到后半夜受不了了我才会吃安眠药

褪黑素是人体能生成的物质，长期靠外界补充，反倒会加重失眠。安眠药的使用时间很有讲究，入睡困难者应该有计划地睡前服药，午夜早醒者推荐醒后服用短效安眠药物。熬到后半夜才吃药并不能减少药物的副作用，反倒加重睡前焦虑，拖延了病情。

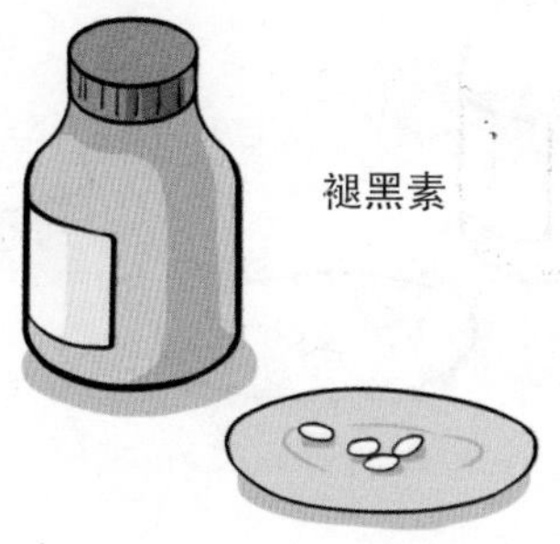

7 睡前喝酒会有助睡眠

酒精会造成中枢体温升高，加快心率、呼吸和身体的代谢率，这些改变不利于睡眠的连续性。借助酒精或许入睡会快一些，但睡眠会变浅，变得断断续续，累计睡眠时间会缩短。

8 没有安眠药我肯定睡不着，这对我身体影响太大了，所以我一直坚持服药

失眠好比感冒，没有人会因为容易感冒而天天服用感冒药，同样，也不要因为容易失眠而不敢尝试停药。安眠药停药需要逐渐减量，长期使用者也无须天天坚持用药，有隔天用药法和假期法。不妨到专科门诊请医生制订合理的用药和停药方案。

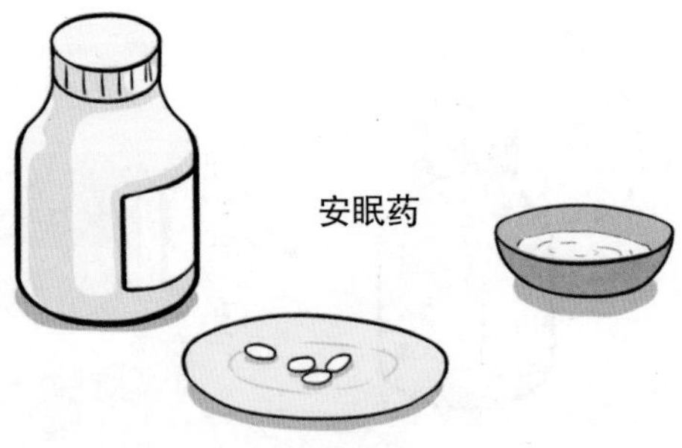

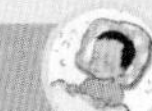

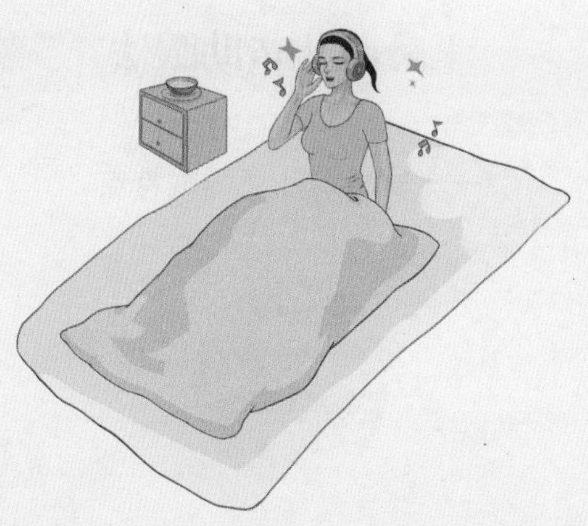

因人而异助眠法

学龄前儿童助眠法

一、学龄前儿童睡眠特点

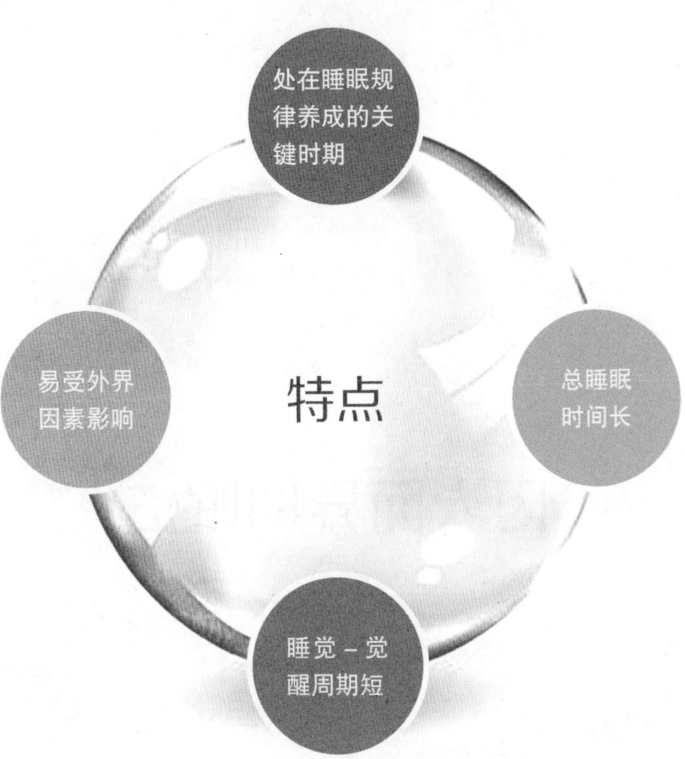

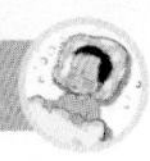

二、影响学龄前儿童睡眠常见原因

主要影响因素

- 环境因素 → 常见大人作息不固定，或是未提供适合休息的睡眠环境，或是太过嘈杂的环境。
- 性格因素 → 有些孩子的天生气质比较易敏感，或是情绪易高涨。
- 需要未被满足 → 饥饿、纸尿裤更换等基本需求。
- 室温 → 室温或高或低。
- 疾病 → 如肠绞痛，建议家长若安抚无效或怀疑为肠绞痛，应带孩子就医治疗。

三、学龄前儿童睡眠建议

保持环境适宜

如无法改善噪音干扰，可给孩子带耳塞或塞棉团。单调的、慢节拍的助眠声音有助于入睡，如雨水声、催眠曲。室温保持在26 ℃，湿度保持在40%~60% 最为适宜。

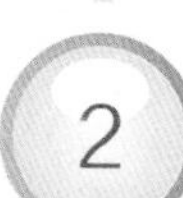

家长生活习惯要规律

家长规律其生活习惯，为孩子营造良好的睡眠氛围。抽烟、电视声音过大、朋友家庭聚会、打牌娱乐等都是影响儿童睡眠的重要因素。

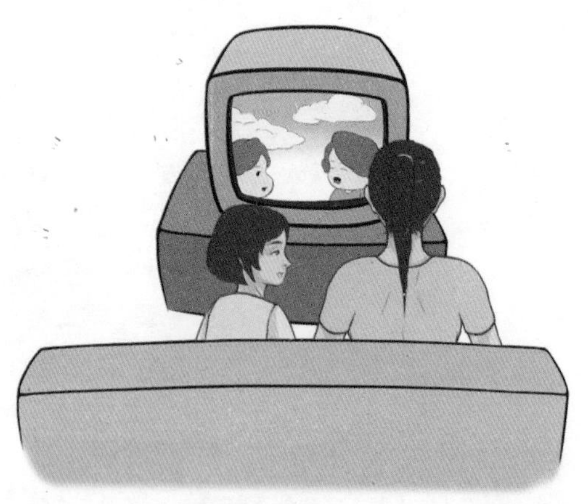

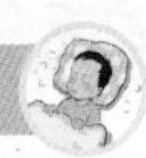

3

儿童睡衣要舒适

不要给孩子穿太多和太紧的衣服睡觉，注意睡衣的透气性和吸汗性。对于使用纸尿裤的孩子，家长要为孩子选择合适的纸尿裤。

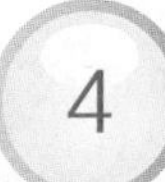

4

尝试为孩子建立一个睡前习惯

儿童睡眠时间要在晚上 9 点前，并有合理的睡前运动，每天同一套固定的程序。家长可以尝试在睡前固定的时间为孩子讲故事，或者给孩子喂养、洗澡等。

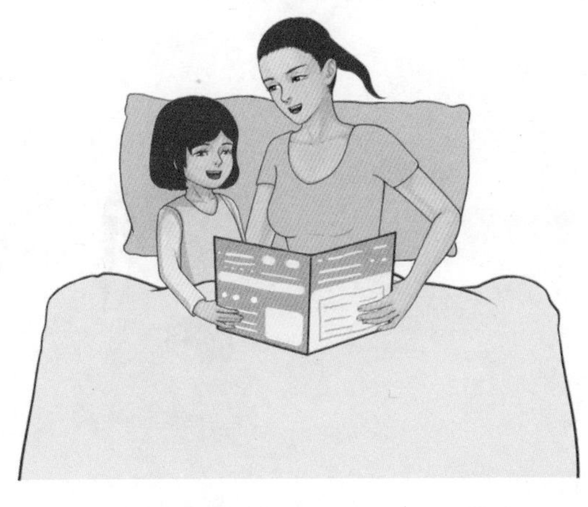

培养孩子独立入睡习惯

不要依赖拍抱或摇晃等安抚方式让宝宝入睡，要在宝宝犯困时放到床上，培养其独自入睡能力。孩子三四个月后即可训练单独睡觉。

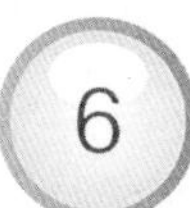

不要过度干预孩子夜间睡眠

父母与孩子尽可能同屋不同床，以免干扰孩子睡眠。在非必要的情况下，尽量减少给孩子喂夜奶、更换纸尿裤的频次。孩子在6个月后即可尝试断夜奶。

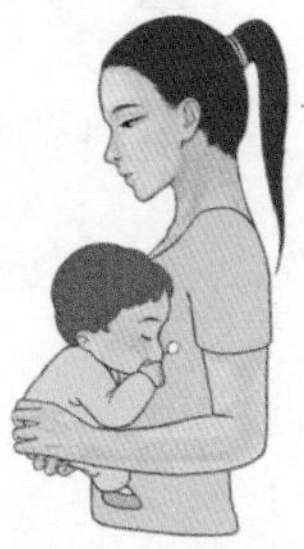

7

要学会运用合理方式安抚孩子

如孩子夜间惊醒哭闹不止，父母不要为了让孩子安静下来就不断喂奶、激烈摇晃、推着童车乱跑、不断变换玩具，亦或对孩子大声责骂。可以尝试运用抚摸、温柔的摇动和轻声细语帮助孩子安静下来。

8

注意疾病因素

如果孩子夜间无端哭闹不止，或一段时间内夜间都不能安静入睡，家长要谨防孩子患了急性或慢性疾病，应及时去医院就诊，以免延误病情。

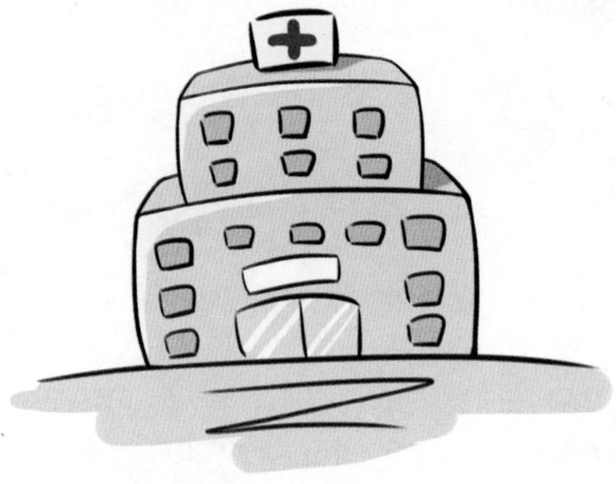

学龄儿童与青少年助眠法

一、学龄儿童与青少年睡眠特点

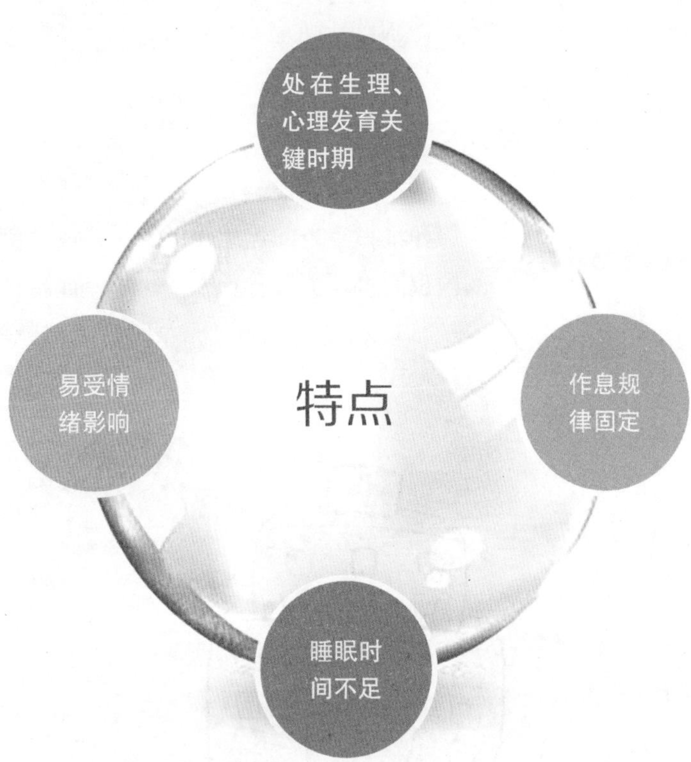

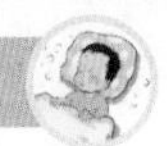

二、影响学龄儿童与青少年睡眠常见原因

精神因素

· 学习压力是其主要因素。

· 处在叛逆期。

环境因素

· 对集体环境不适应。

· 家长作息不规律。

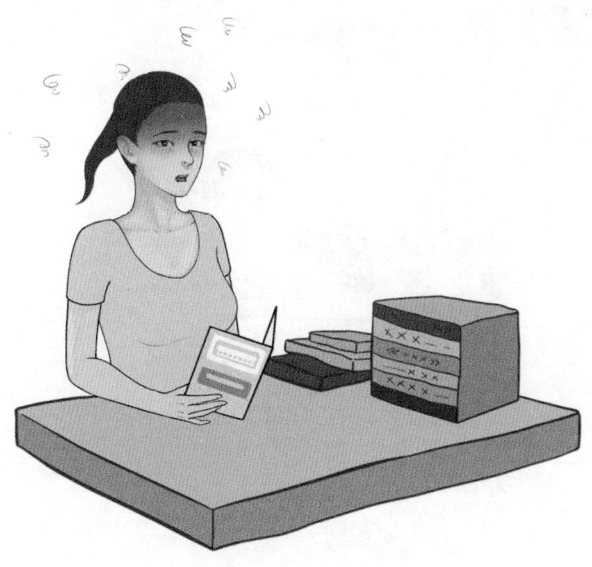

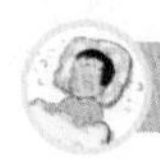

三、学龄儿童与青少年睡眠建议

家长方面

1 学龄儿童与青少年，多数处在青春叛逆期，家长应多与学生沟通，帮助其找到失眠原因。

2 不要给予孩子过多的学习或生活压力，不要总拿自己的孩子与别人家孩子做比较。

3 督促、帮助孩子节约时间，提高孩子学习效率。

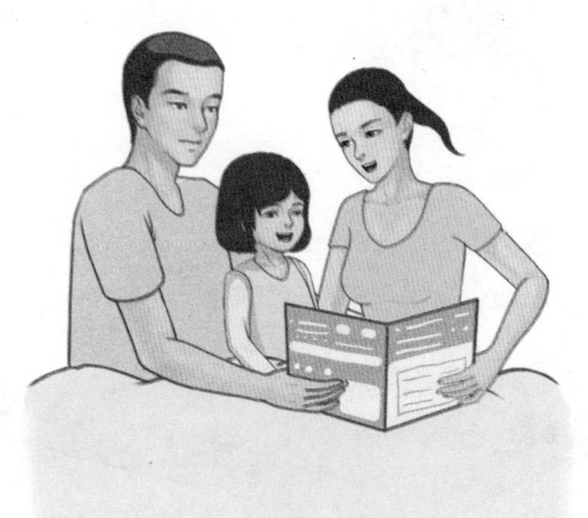

学生方面

1 正确面对学习压力，提高学习效率，为自己赢取更多的自由时间。

2 要学会与家长和老师做朋友，当出现睡眠问题时，积极与家长和老师沟通，寻求帮助，找出问题根源。

3 学习压力大的时候，可适当做一些自己喜欢的事情来释放压力，比如：听一首轻柔的音乐，也可以起床看一些散文类图书。

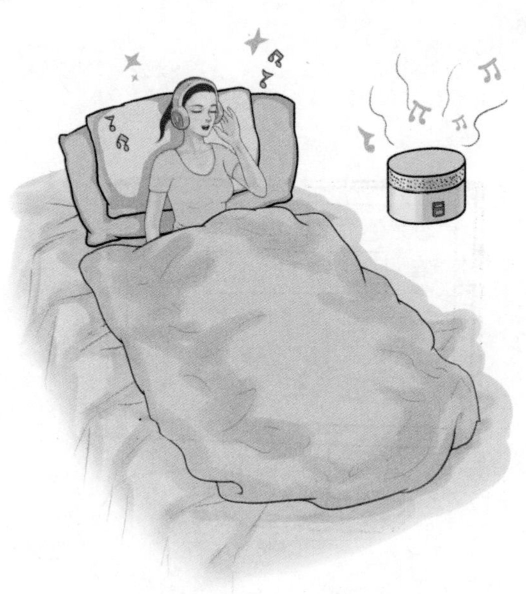

成年人助眠法

一、成年人睡眠特点

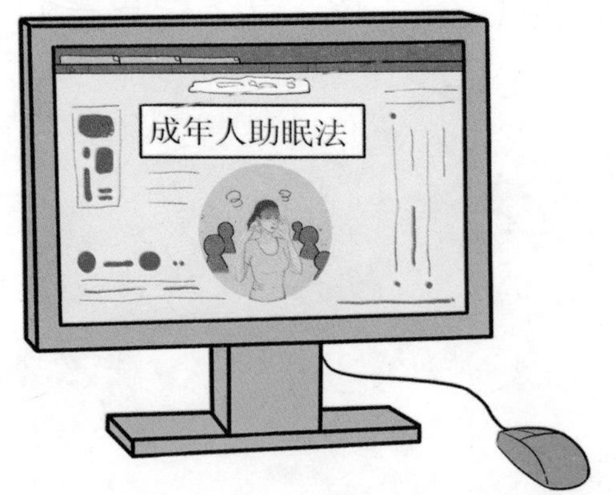

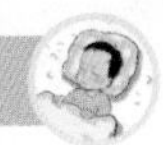

二、影响成年人睡眠常见原因

精神因素

· 工作、家庭压力过大。
· 睡前看刺激性的影视剧。

环境因素

· 环境过于嘈杂。
· 环境潮湿阴暗等。

疾病因素

· 疼痛、亚健康状态、女性痛经、皮肤瘙痒等。

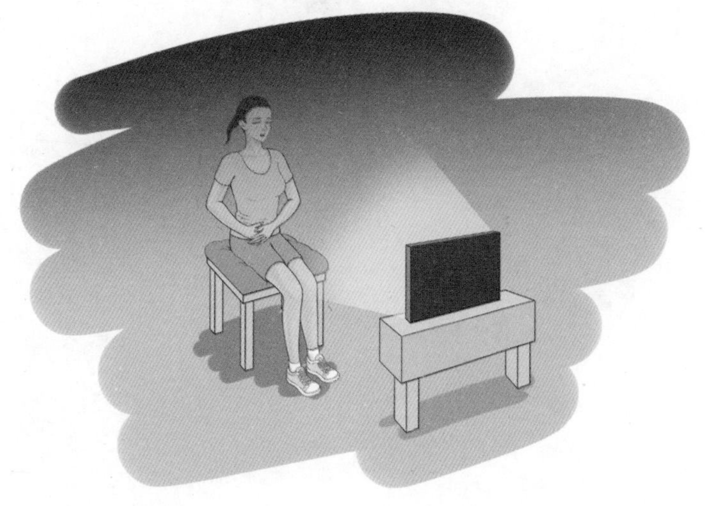

三、成年人睡眠建议

晨　跑

晨跑可以促使我们养成规律的起床时间，从而提高睡眠质量。每天叫醒我们的不应该是闹钟，而是习惯。

当我们跑步的时候，身心是放松的。好似压力就被我们抛在身后，随着脚步的起起落落，压力渐渐淡出。没了压力，就没了心思，晚上方能安眠。

随着晨跑次数的增多，身体素质会明显增强，身体各项功能都得以改善，免疫力也会有所提高，可以有效对抗因神经衰弱等造成的睡眠障碍。

每天以在早餐前进行 20 分钟的晨跑为宜。

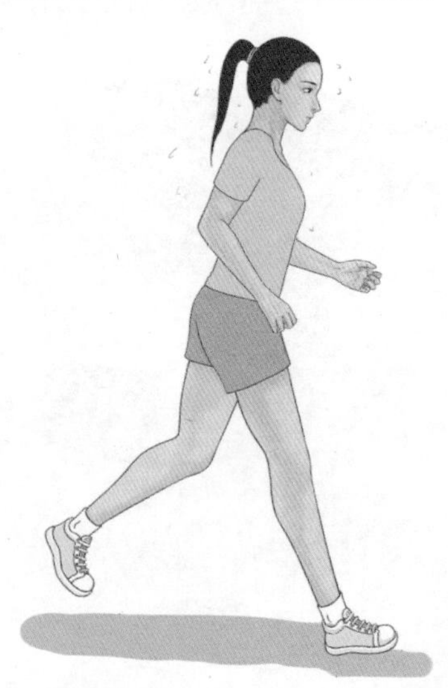

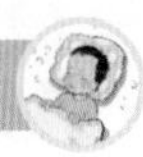

培养一项兴趣爱好

健康的兴趣爱好，可以陶冶性情，提高文化素养，有助于精神和心理的健康，从而有效对抗工作压力导致的睡眠障碍。

养花、围棋、刺绣、折纸、绘画、书法等都是不错的兴趣爱好。

每天宜保留 30 分钟的时间给予自己的爱好。

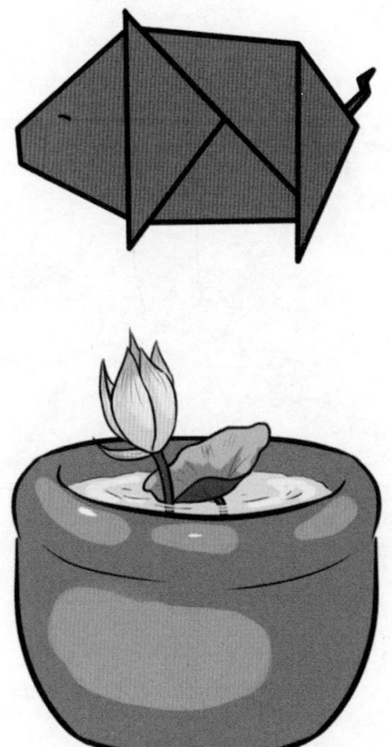

读书与思考

人的压力与不安来自于对生活的迷惑，读书与思考可以帮助我们找寻方向，坚定信心。

读书与思考可以帮助自己找到睡眠障碍的原因，同时学习解决睡眠障碍的方法与技巧。

如果你压力过大，不妨读读《不抱怨的世界》《沉思录》等书，帮你找到方向。如果你想学习睡眠技巧，不妨读读《舒适快眠 40 个方法》等书。

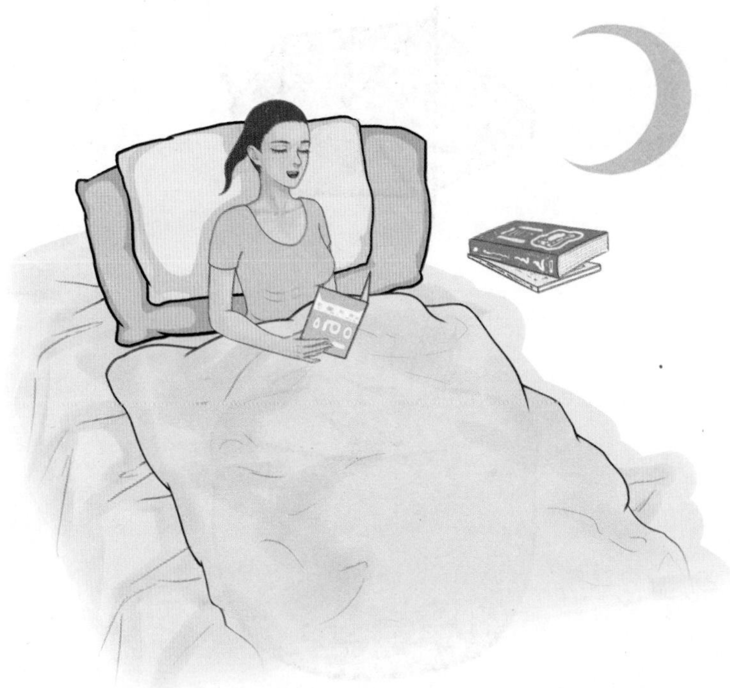

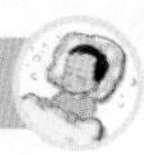

保护腰椎与颈椎

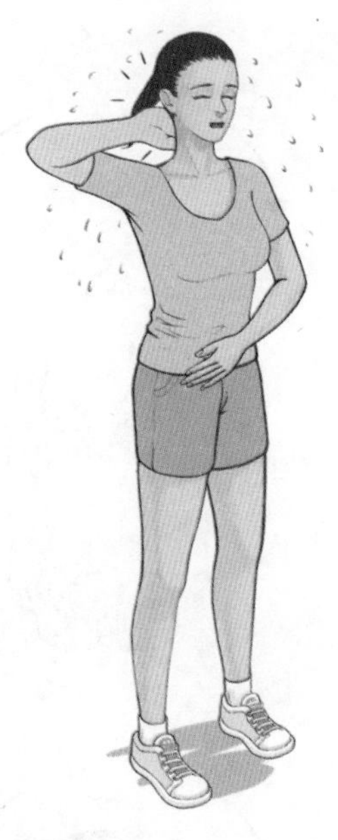

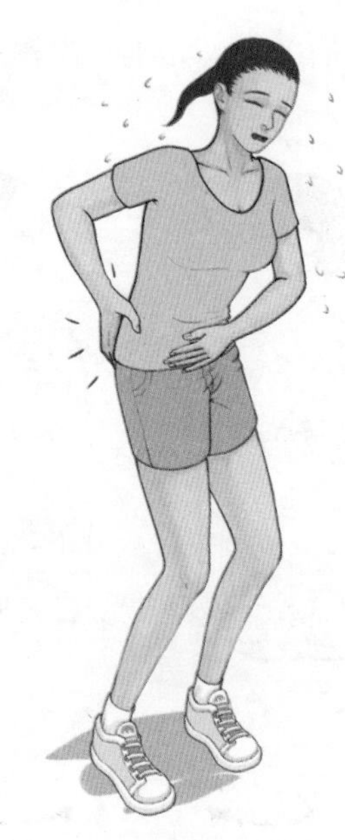

由于不良生活习惯与工作因素导致颈椎与腰椎疾病已成为影响成年人睡眠的重要因素，下面介绍几种保护腰椎与颈椎的方法，大家可以学着做一做。

（1）米字操

具体做法是将下巴想象成笔尖，转动头部和颈部在空中画“米”字即可，每次的练习时间保持在 5 分钟左右为最佳。米字操可以有效锻炼颈椎，缓解颈椎病。

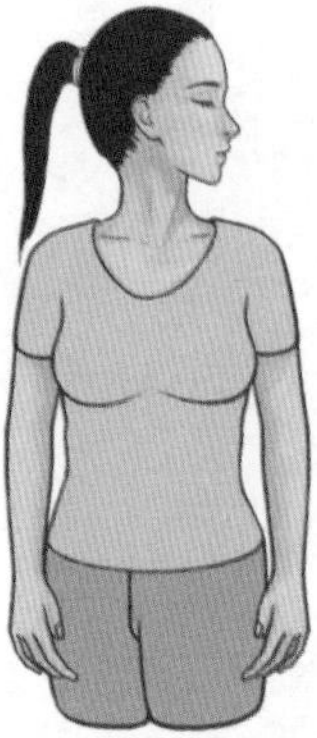

水平左转 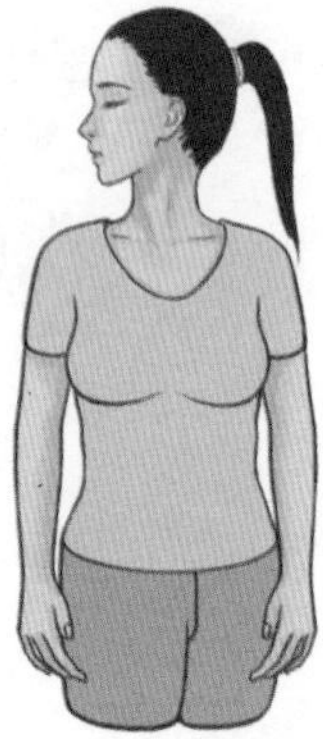　　水平右转 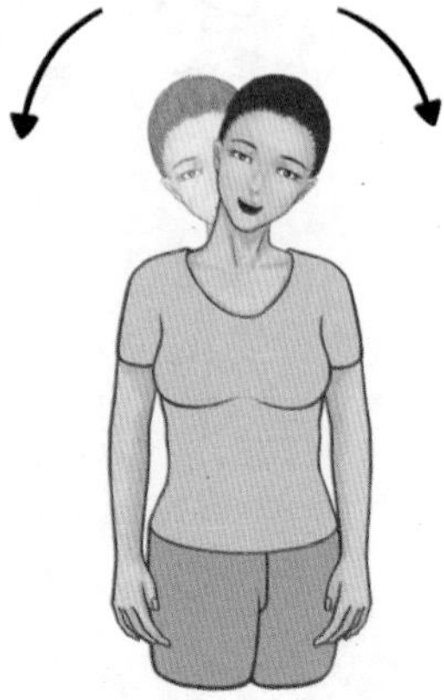　　右偏、左偏

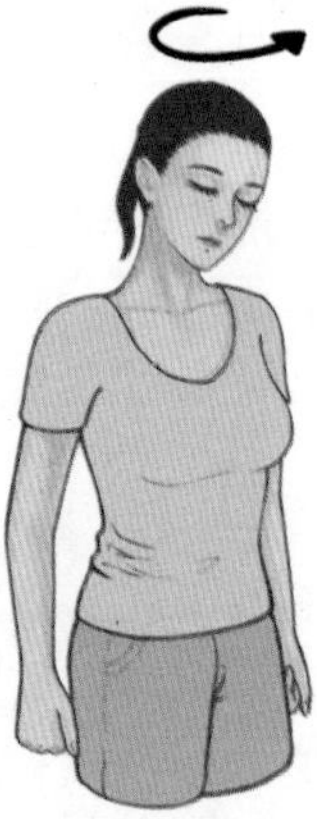

逆时针旋转 360° 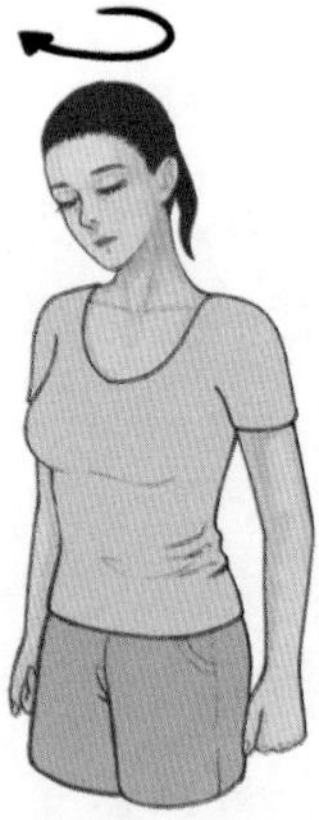　　顺时针旋转 360° 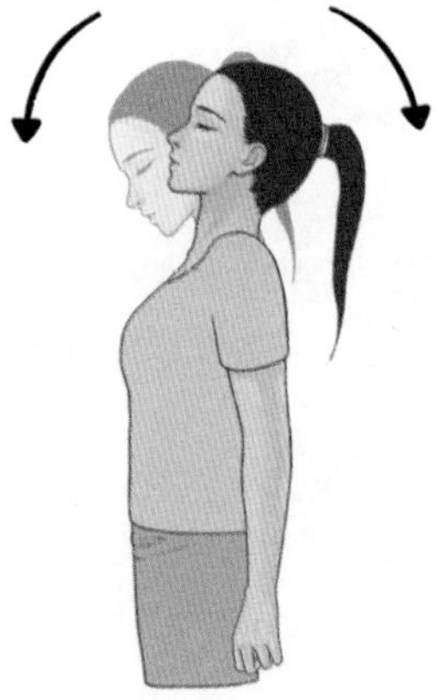　　前屈后仰

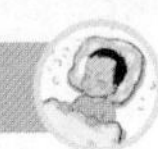

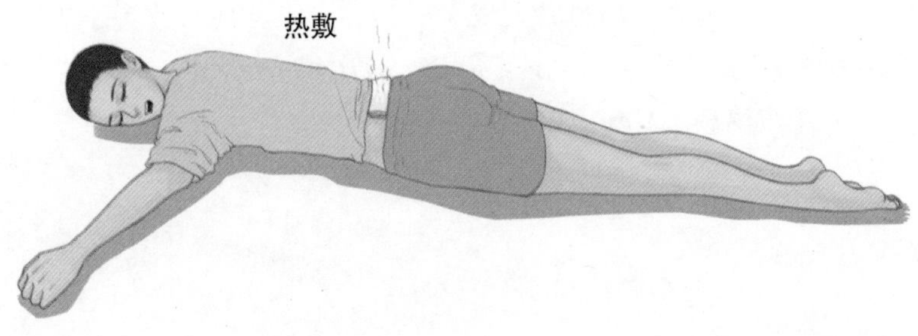

（2）热敷

·方法：只需要将热毛巾或热敷包放置于肩颈或腰椎疼痛处，并且用手掌轻轻地进行按摩和拍打即可，热敷时长保持在10~15分钟为最佳。热敷可以促进局部血液循环，从而缓解颈椎与腰椎疾病。

(3) 艾灸

艾灸颈部和腰部特定穴位可以起到祛寒除痹、温经通络的作用，从而有效缓解颈椎及腰椎疾病。

· **方法**：选取小巧且合适的艾灸盒，点上艾炷后放置于固定穴位上，待艾炷燃尽后取下艾灸盒，每次约 15 分钟。

· **注意事项**：避免温度过高而烫伤。

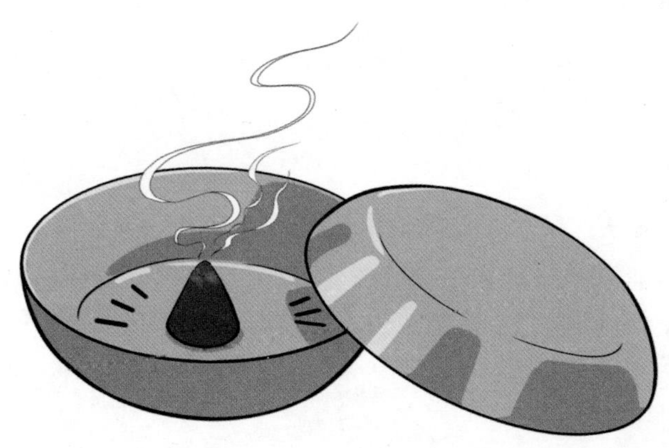

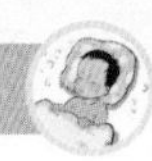

· 颈椎病取穴：大椎穴、肩井穴、天柱穴。

· 腰椎病取穴：命门、腰阳关、腰夹脊。

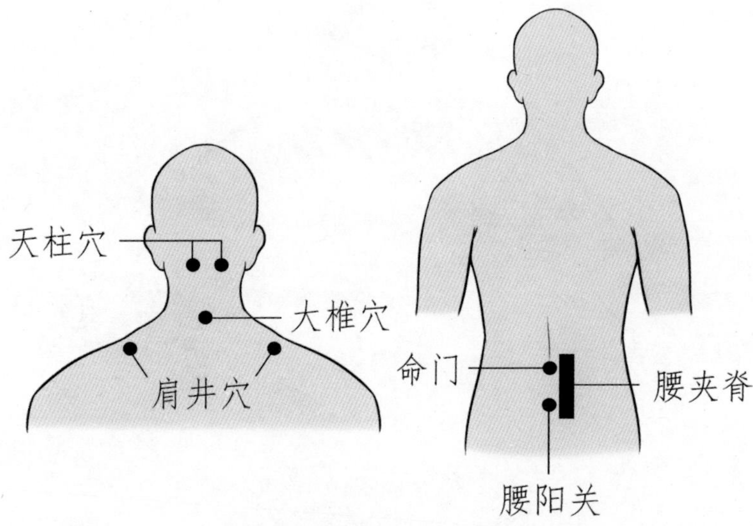

老年人助眠法

一、老年人睡眠特点

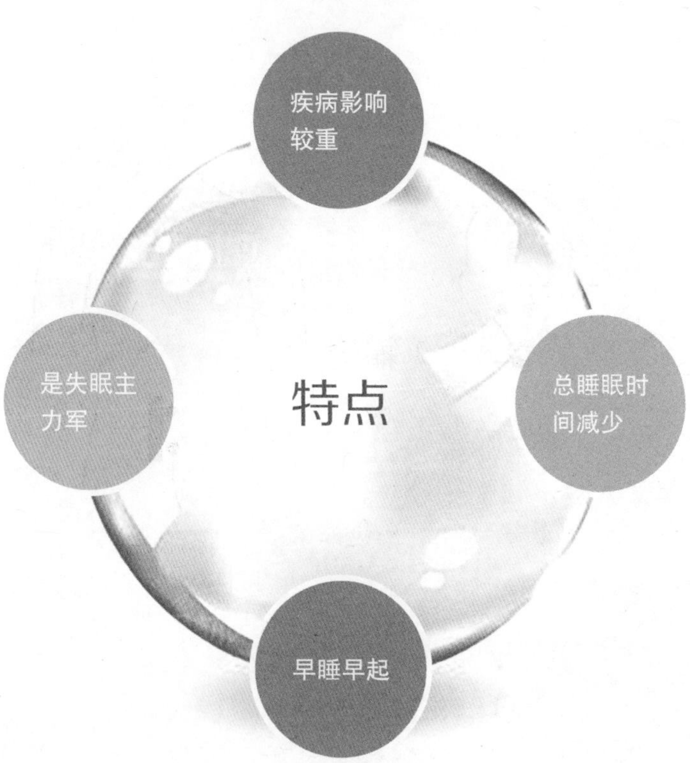

二、影响老年人睡眠常见原因

脑部器质性病变

- 脑出血
- 阿尔茨海默病
- 脑梗死
- 震颤麻痹等

全身性疾病

- 心脏疾病
- 痛风
- 呼吸系统疾病
- 肾脏病变等

精神疾病

- 神经症
- 抑郁症
- 精神分裂
- 孤独感

外界环境改变

- 经济收入减少
- 作息无规律
- 工作及精神压力大
- 身体日渐衰弱

三、老年人睡眠建议

积极治疗原发疾病

呼吸系统疾病、消化系统疾病、循环系统疾病、泌尿系统疾病、糖尿病等都是引起老年人睡眠质量不高的常见疾病，老年人应该遵从医嘱，按时服用药物。

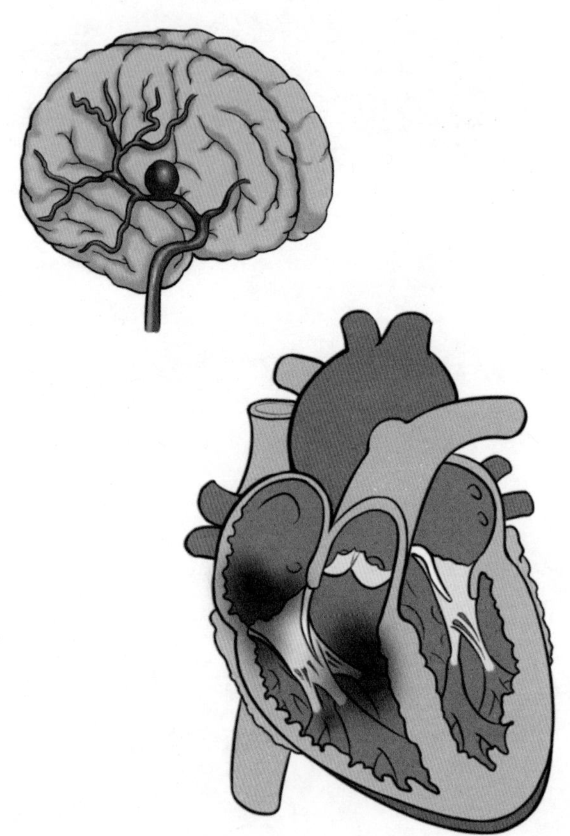

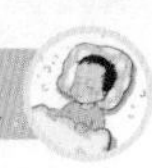

床头备齐急救物品

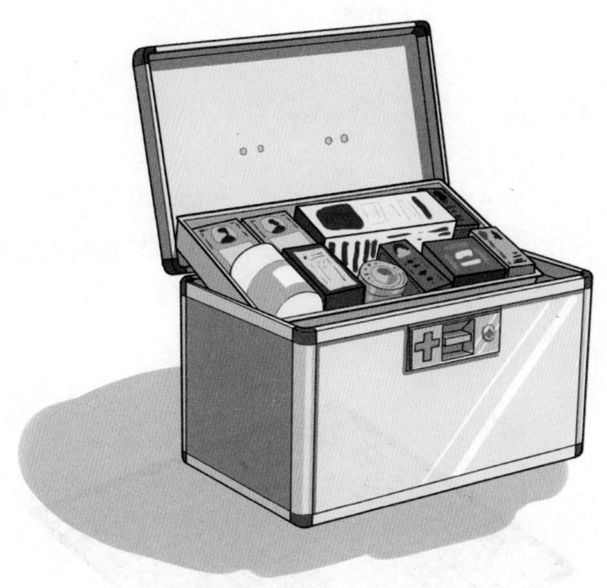

夜间是老年人疾病复发的高危时刻，因此老年人特别是独睡的老人，晚上睡觉前应该在床头备齐这些物品：

一杯水：在危急时刻服药。

一部电话：在危急时刻拨打急救电话。

冠心病患者：应常备硝酸甘油片与速效救心丸。

应用药物治疗的糖尿病患者：应常备糖块，防止夜间低血糖。

积极参加社交活动

老年人在参加社交活动中，能够追求积极向上的荣誉感和人们之间相互交往的亲和感，丰富充实了老年人的情感生活。老年人在活动中可以得到对集体、社团的信赖感、依托感，从而有效减少老年人孤独感，改善老年人情绪障碍，从而调节睡眠。

老年人可以参加的社交活动有：老年学大学、老年书画研究会、老年历史研究会、老年摄影学会、广场舞会、音乐欣赏会、老年象棋研究学会等。

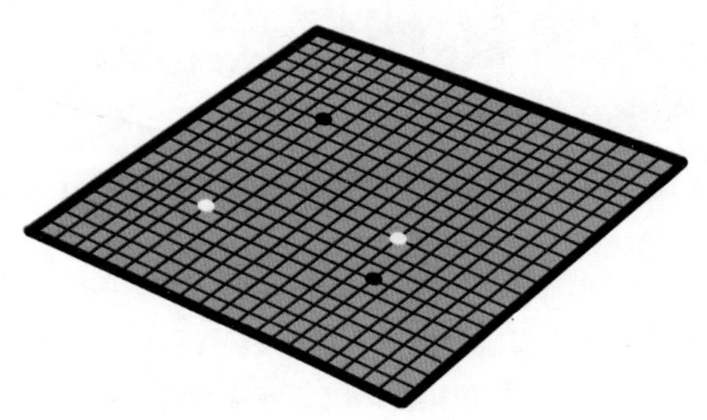

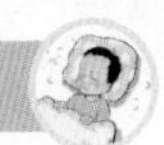

晨 练

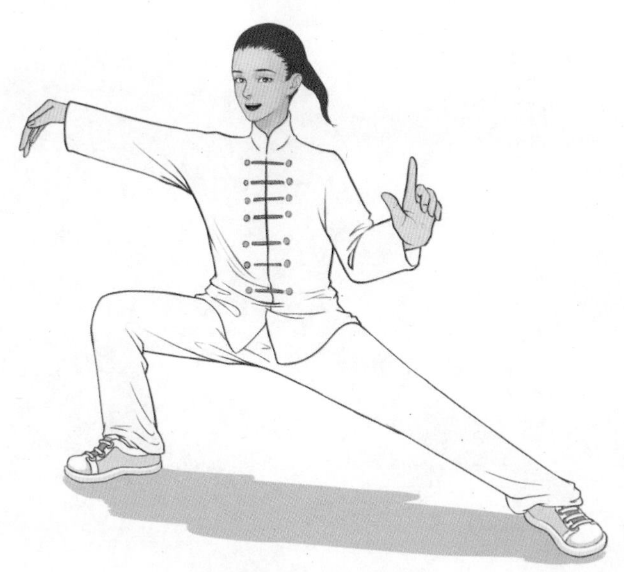

老年人大多早起，参加晨练对于老年人是个不错的选择，不仅能够激发活力，焕发精神，对于改善睡眠也有不错的效果。

静走、太极拳、太极剑、八段锦等都是不错的晨练方式。

· **注意事项**：老年人参加晨练不宜运动过度，一般每天 30 分钟即可。

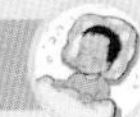

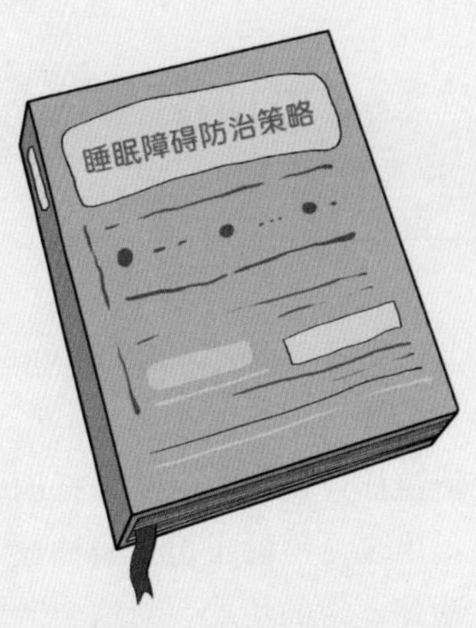

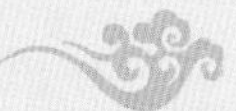

常见睡眠障碍的防治策略

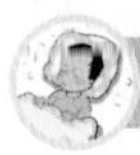

“鬼压床”

“鬼压床”，学名叫“睡眠瘫痪”。一般情况下，意识苏醒时间和机体同步。但是偶尔因为一些原因，意识清醒得比较快，但身体还没有及时从极低的张力状态下恢复过来，于是就出现意识醒了但是身体还“没醒”的状态，继而发生动弹不得的情况。而这个时候，因为身体动弹不得，心理就会产生恐惧感，认为是被什么压住了。其实是大脑醒早了，但是身体还没醒的一种状态，这是一种睡眠障碍的现象，并不是被“鬼压床”了。

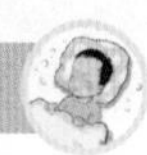

一、造成“鬼压床”的四大因素

作息不正常压力过大

睡眠时间过少或者过多不仅会让我们容易出现“鬼压床”的症状，还会导致心肌缺血、胸闷等神经性功能障碍。

睡前看了恐怖故事

若睡觉之前情绪过于紧张的话，观看一些刺激恐怖的小说或者电影，经常会在我们脑海中浮现出每一个画面，而且梦中的主人公可能就是你，这样的话就会很容易导致出现“鬼压床”的症状了。

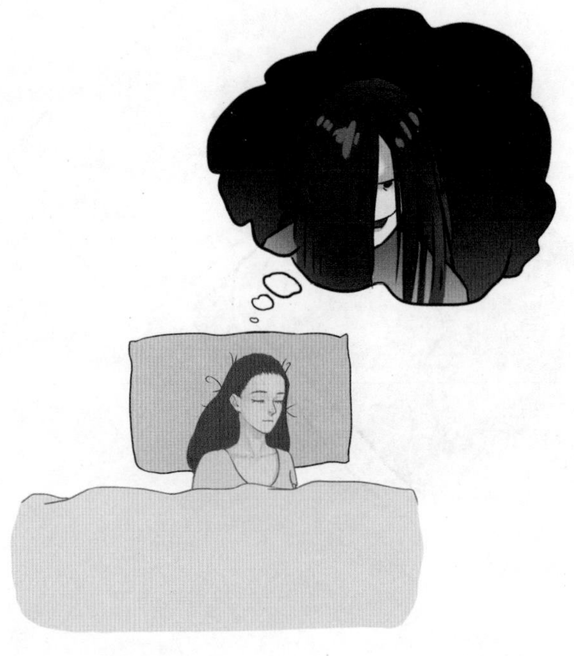

室内空气比较热

如果你睡觉的环境比较燥热，空气流通也比较差，空气质量也比较浑浊，很容易引发睡眠瘫痪症。

胸口压迫比较重

我们盖的被子如果过重，或手压住胸口的睡姿不仅会导致出现轻微的呼吸不畅，还会导致睡眠瘫痪的发生。

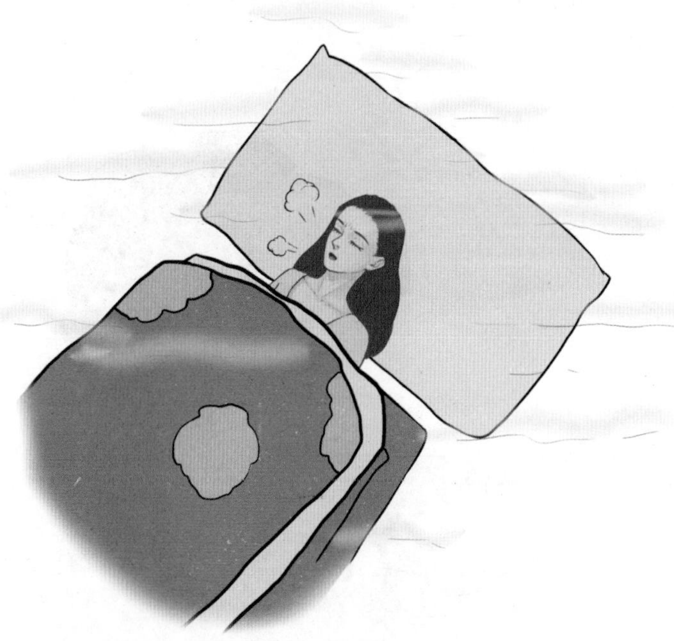

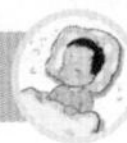

二、怎样应对“鬼压床”

1 睡觉时如果遇上了「鬼压床」，一定要调整心态，要轻松去面对。

2 养成一定的作息规律，保证最充足的睡眠。

3 在睡前不要做剧烈运动。

4 注意日常饮食，少吃辛辣刺激食物。

5 注意调整好心态，避免紧张或焦虑。

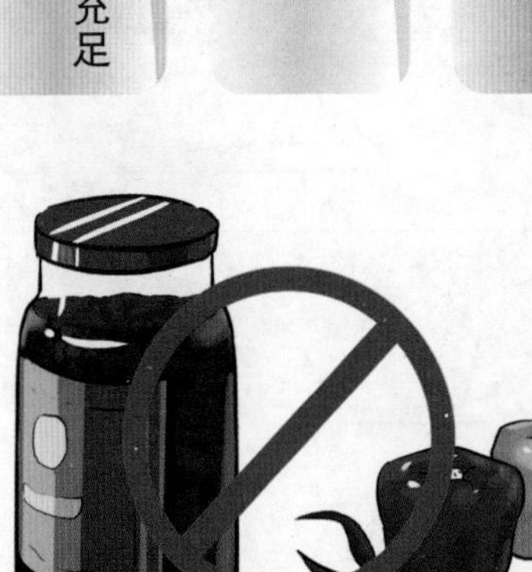

噩　梦

一、产生噩梦的原因

不良生活习惯　如暴饮暴食、过度劳累等。

睡眠姿势不正确　左侧卧位易压迫心脏，心功能不好的人左侧卧位易产生噩梦。

睡前有不良刺激　如观看恐怖电影、恐怖小说等。

有潜在疾病　如轻微的感染、炎症等。

个体功能状态差异　有部分人天生多梦。

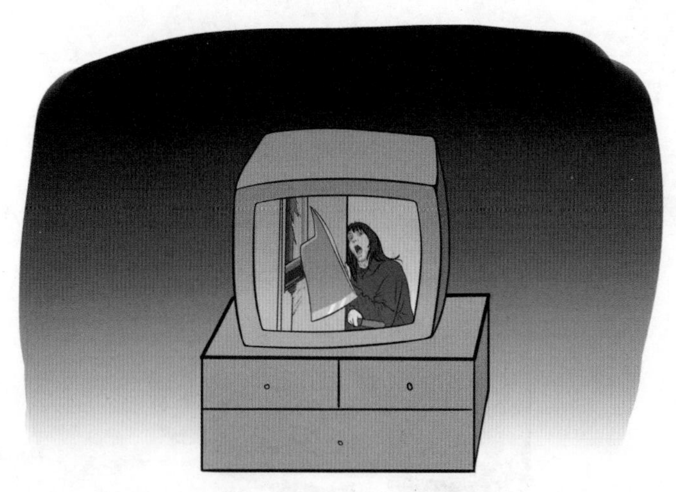

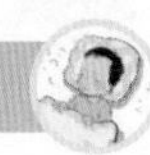

二、噩梦的应对策略

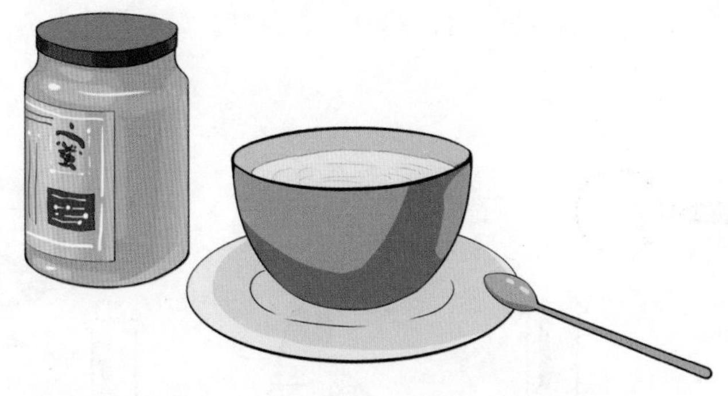

如被惊醒，不要立刻再次入睡

如果被噩梦惊醒了，再次快速入睡很可能继续进入噩梦状态。这时候，不妨先下床去倒一杯热水，水里放一些蜂蜜，让自己感觉到温暖，然后喝一杯水，清醒清醒，随之睡觉。

破除迷信，相信科学

旧的封建迷信观念在老百姓心目中根深蒂固，不少人认为噩梦是某种不好事情即将发生的预兆，使人对梦怀有恐惧感，以讹传讹，使许多人盲目陷入对梦的恐惧中，从而陷入周而复始的噩梦循环中。

梦没有任何预兆作用，即使做了噩梦，以平常心对待即可。

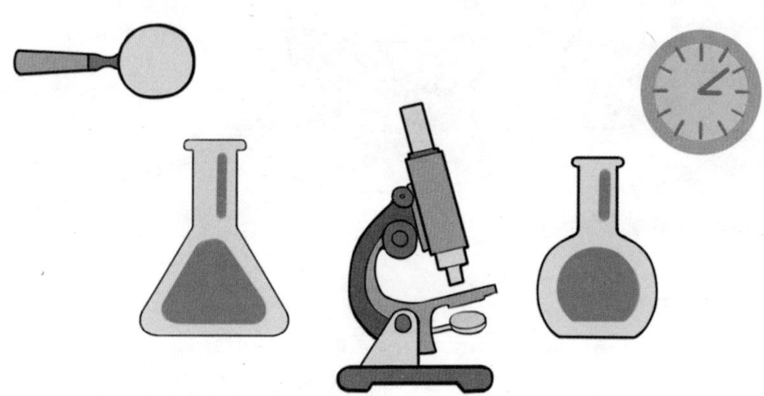

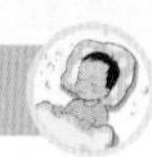

食疗

·玉竹卤猪心：玉竹50克，猪心500克，生姜、葱、精盐、花椒、白糖、香油、卤汁、味精各适量。

·制作方法：将玉竹拣去杂质加水适量，用文火煎煮40分钟，取药汁；将猪心剖开，去血水，置锅中，倒入药液，加入生姜、葱、花椒，用文火煮至六成熟时捞出。锅中倒入卤汁，下入猪心，再用文火煮熟，取出揩净浮沫。再在锅内加卤汁适量，放入精盐、白糖、味精和香油适量，加热成浓汁，将其均匀地涂在猪心里外即成。

·服用方法：可分2次服食，每天1~2次，连服7~10天。

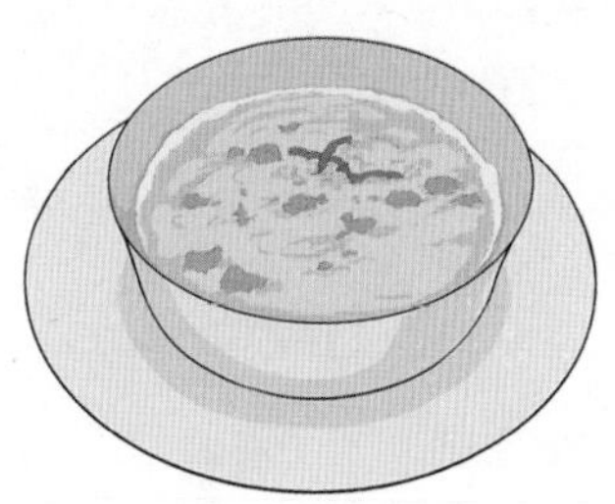

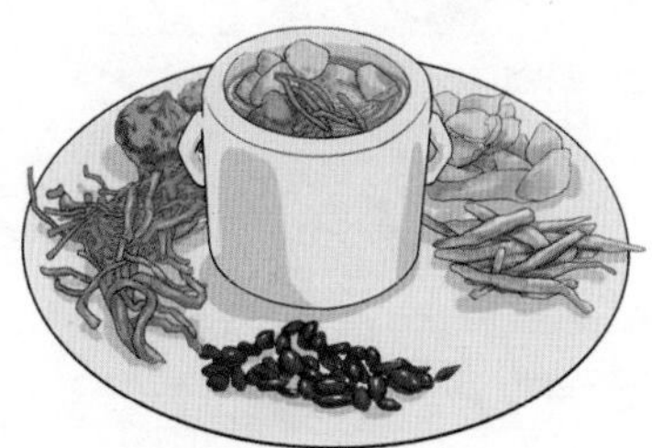

失 眠

一、易诱发失眠的七大不良习惯

1 睡眠时间无规律。

2 睡前玩手机。

3 睡前饱餐。

4 睡前大量饮水。

5 睡前剧烈运动。

6 对着风口睡。

7 睡前喝浓茶或者咖啡。

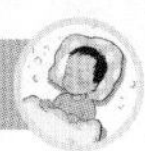

二、如何睡出健康

营造良好的睡眠环境

(1) 环境恬淡安静

安静的环境是帮助入睡的基本条件之一。卧室选择重在避声，窗口远离街道闹市，室内不宜放置音响设备。并且要和家人或者室友做好充分的沟通，需要有统一的共识，即使不能一同入眠，但也要尽量免除噪声。

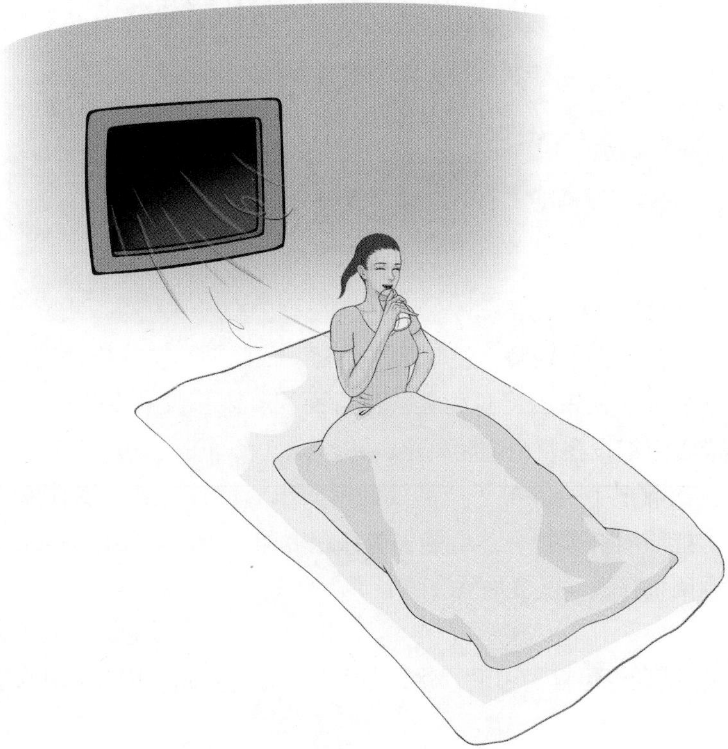

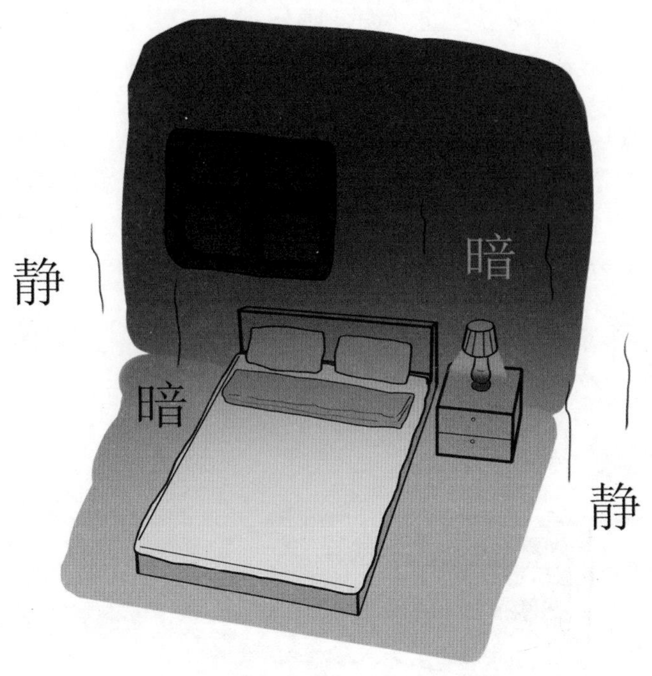

（2）光线幽暗

在灯光中入睡，使睡眠不安稳，浅睡期增多，因此睡前必须关灯。窗帘以冷色为佳。住房面积有限、没有专用卧室者，应将床铺设在室中幽暗角落，并以屏风或隔带与活动范围隔开。睡觉前把手机等电子产品放到远离床的位置，点一盏香薰灯，再把照明灯关掉，然后静静躺在床上闻着香薰散发出的淡淡清香调整呼吸，慢慢地就会睡着了。

《老老恒言》中说："就寝即灭灯，目不外眩，则神守其舍。"

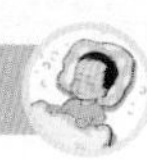

(3) 空气新鲜

卧室内应保证白天阳光充足，空气流通。

卧室于睡前、醒后及午间宜开窗换气。

在睡觉时也不宜全部关闭门窗，应保留门上透气窗，或将窗开个缝隙。

在庭院和居室可放置盆景或在庭院内种植花草，利用鲜花的颜色、形态及清香来美化环境，净化空气，使人们能愉悦、兴奋，通过人体的感觉，调整和改善机体的各种功能，消除精神紧张，减轻疲劳，有助于改善睡眠和预防失眠。

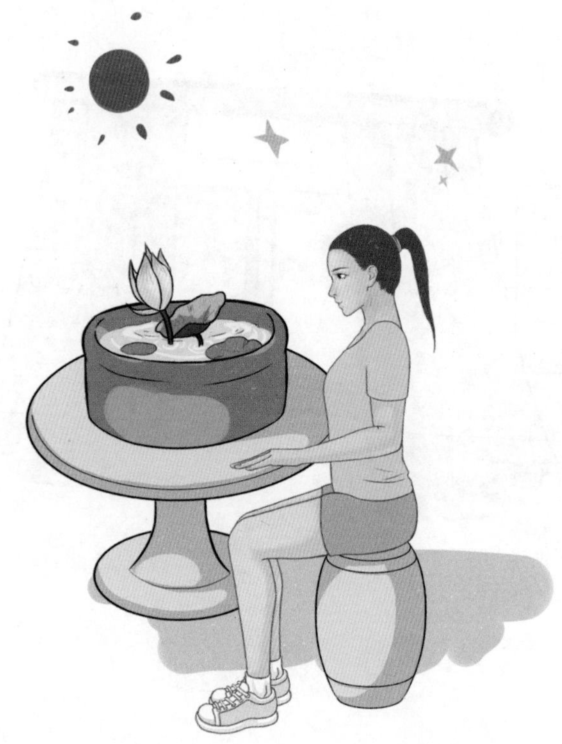

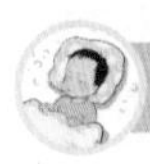

(4) 温度湿度适宜

春天和秋天人们都很容易入睡，但是炎热的夏天和寒冷的冬天很多人都有失眠问题。

保证良好的睡眠，首先要保证睡眠环境的舒适温度和湿度，通过改变温度、湿度来调整睡眠环境，从而获得更好的睡眠质量。

室内要保证温湿度相对恒定，室温以 20℃为好，湿度以 40% 左右为宜。

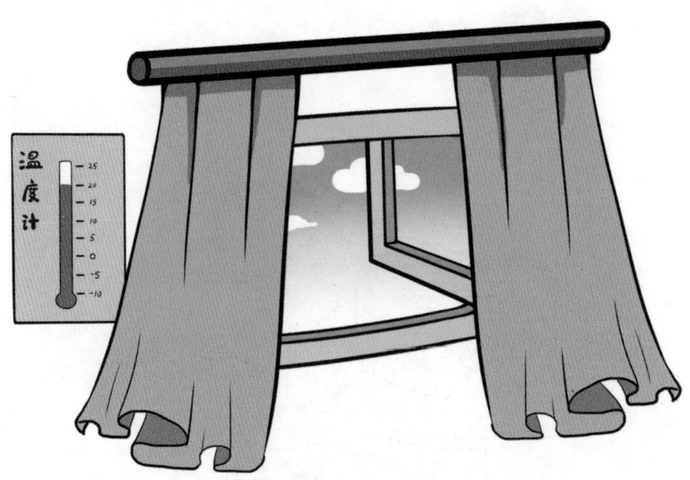

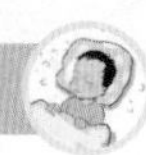

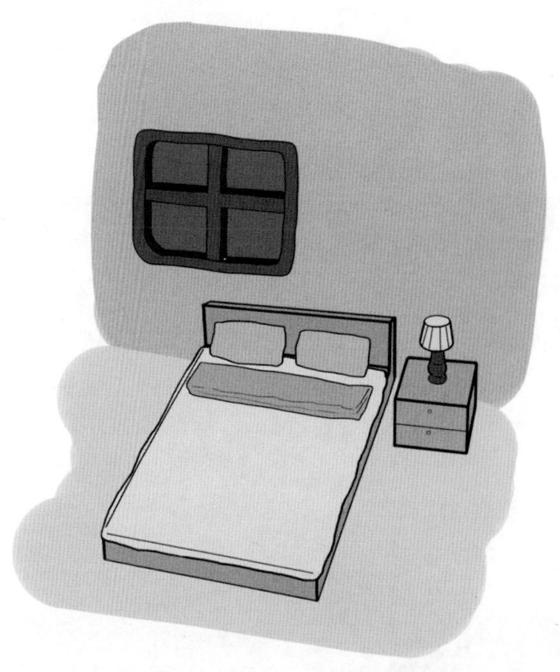

(5) 舒适的床品

舒适的床和床品对失眠患者尤为重要，针对每个人生活习惯不同，床的软硬和床品的质地、颜色没有统一的好坏之分，但最重要的是自己要喜欢。

失眠的患者，枕头里不妨放一些具有镇静、安神的芳香干燥植物，这些香味会让我们放松，在这种放松的状态下，就容易睡着。

提高睡眠质量的食物

(1) 杏仁

杏仁是一种含有多种营养素的坚果。

杏仁含有丰富的褪黑素和促进睡眠的矿物质镁，这两种物质使它成为适宜睡前食用的较好食物之一。

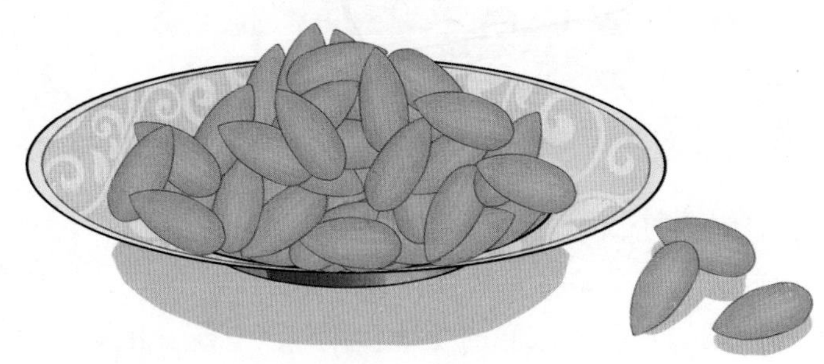

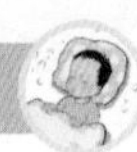

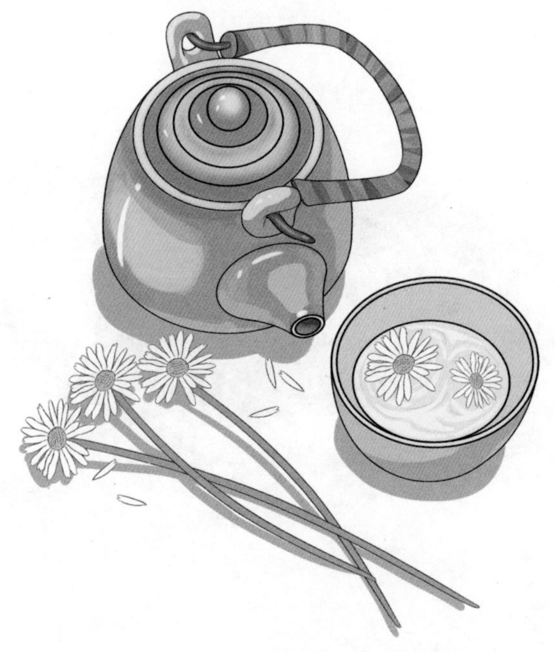

（2）洋甘菊蜂蜜茶

洋甘菊中含有的一种神奇物质——芹菜素，可以改善睡眠质量。芹菜素是黄酮类化合物，可以结合大脑中某些受体以促进睡眠，减少失眠。

· **制作方法**：取干燥洋甘菊 3~5 克，冲入 400 毫升沸水，加盖焖泡 5~10 分钟后冲入适量蜂蜜。

· **服用疗程**：7~15 天。

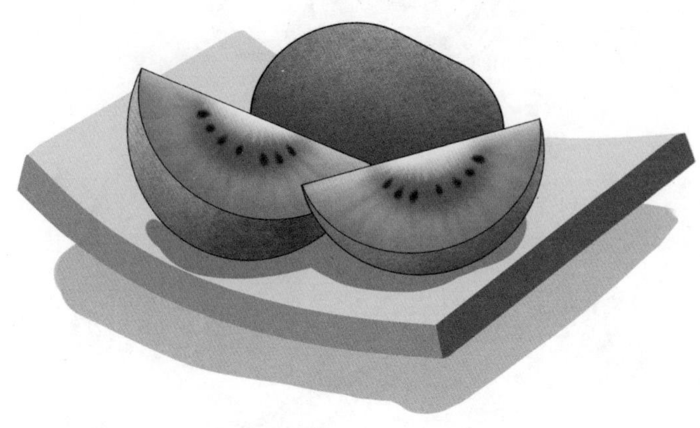

（3）猕猴桃

猕猴桃是一种热量低、营养丰富的水果。

根据改善睡眠质量的相关研究表明，猕猴桃也是适宜睡前食用的较好食物之一。

猕猴桃中的抗氧化剂，如维生素 C 和类胡萝卜素，可能有利于睡眠。

睡前吃 1~2 个猕猴桃可以帮助你更快地入睡并使睡眠时间更长。

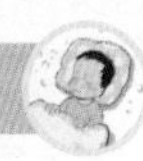

(4) 酸樱桃

睡前吃樱桃，尤其是酸樱桃，可改善睡眠质量。

已经有多项研究表明樱桃具有缓解失眠的作用。

根据发表在《欧洲营养学杂志》上的一项研究，酸樱桃具有高水平的褪黑素，可以调节睡眠周期并提高睡眠质量。

褪黑素，是调节体内生物钟的激素，可以向身体发出准备睡觉的信号。

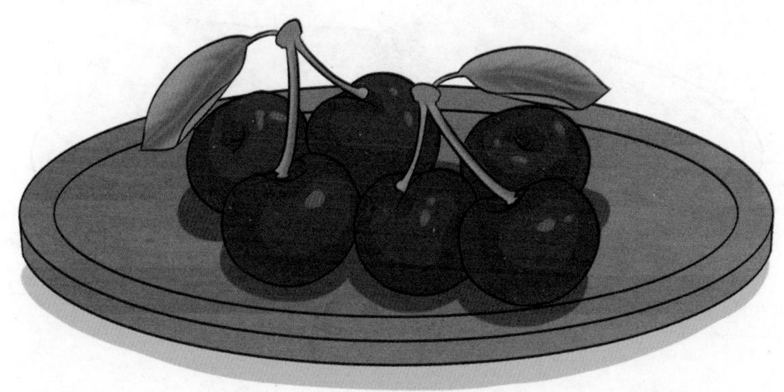

（5）高脂肪鱼

高脂肪鱼如鲑鱼、金枪鱼、鳟鱼和鲭鱼等，此类富含脂肪的鱼对健康有益。

高脂肪鱼中含有的ω-3脂肪酸和维生素D的组合可以提高睡眠质量。

睡前晚餐吃高脂肪鱼可以帮助你更快入睡，睡眠更深。

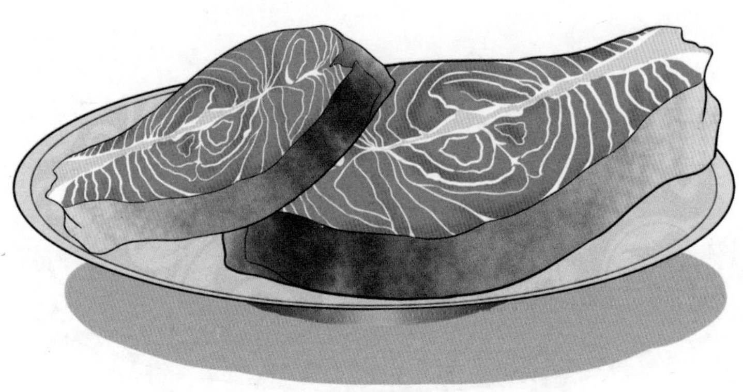

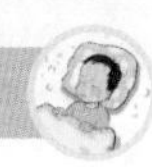

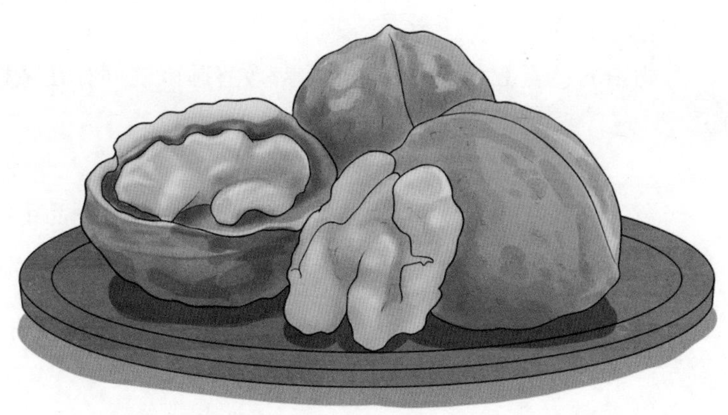

(6) 核桃

核桃含有丰富的纤维及营养成分。

根据美国得克萨斯大学的研究发现核桃含有丰富的色氨酸，这是睡眠调节素——褪黑素的来源。

核桃所含有的脂肪酸组合也有助于改善睡眠。

(7) 乳制品

牛奶中的色氨酸和褪黑素的组合与改善睡眠之间存在某种联系。

当色氨酸与褪黑素一起作用时可以改善睡眠，乳制品中所含的钙有助于色氨酸合成褪黑素。

钙有助于调节肌肉运动。

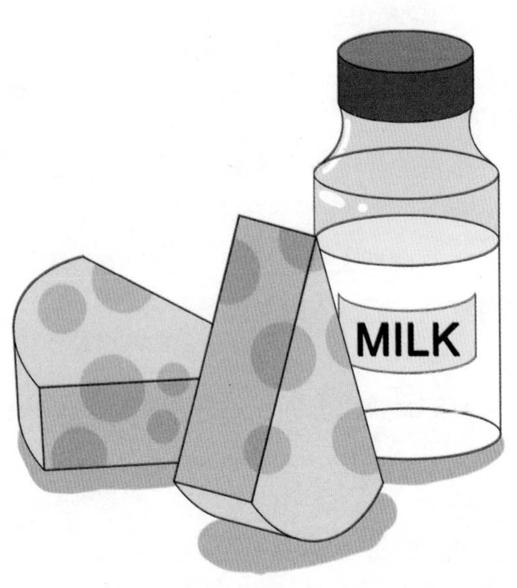

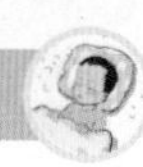

(8) 黑巧克力

黑巧克力含有丰富的镁。

根据爱丁堡和剑桥大学的研究，如果你容易失眠，那么吃含镁量高的食物可以帮助你更快地恢复睡眠。

镁可以调节昼夜节律，让你的睡眠更有质量。

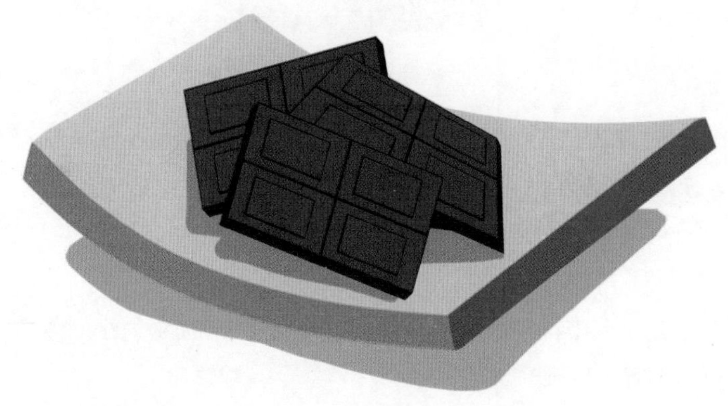

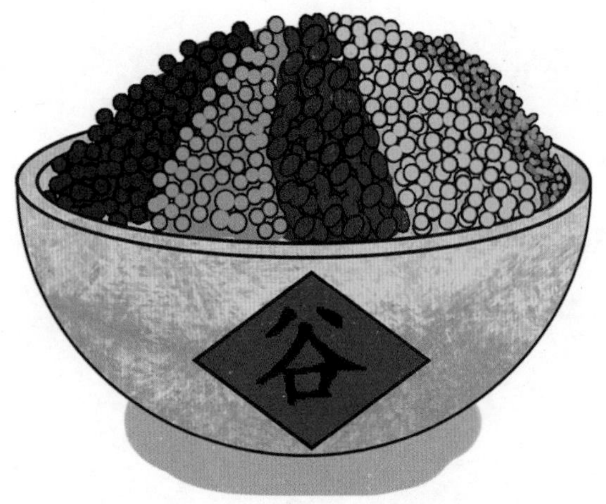

(9) 谷物食品

如燕麦这样的全天然谷物含有丰富的氨基酸——色氨酸，这是身体合成血清素和褪黑素必不可少的。

根据《美国临床营养学杂志》报道，睡前 4 个小时吃大米饭可有效改善睡眠质量。

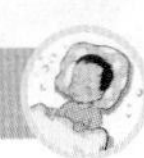

助眠安神小窍门

（1）冥想助眠法

冥想的方式可以端坐，也可平躺在床上。双手垂直，双腿同肩宽，从呼吸开始导引，伴随着冥想音乐。

冥想是很多人都极力推荐的，因为它可以帮助一个人进入深度睡眠，使休息效果上佳，让你第二天精力充沛。

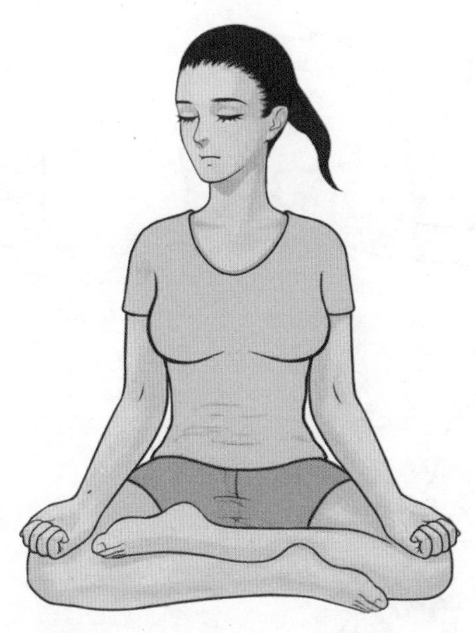

(2) 音乐助眠法

总有那么一首音乐是你一听见就想打瞌睡的，而你的任务就是找到它并把它下载到手机里，以备不时之需。科学研究表明，低频的音乐更有助于入睡。

也可在心理医生指导下选择适合自己的音乐助眠。

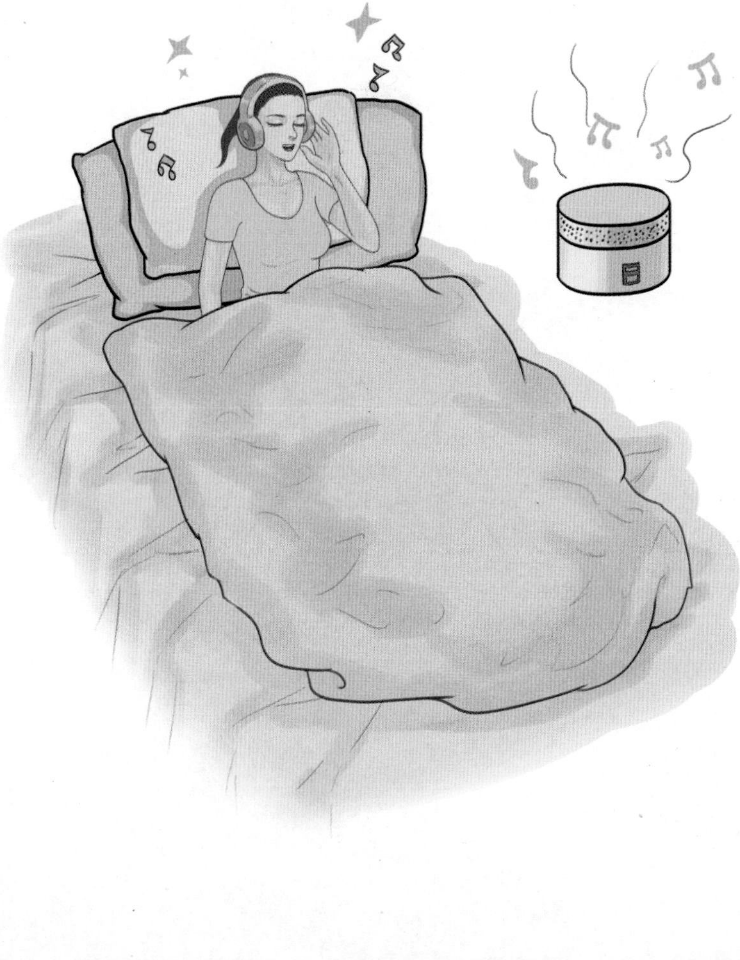

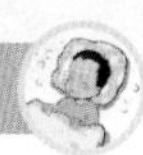

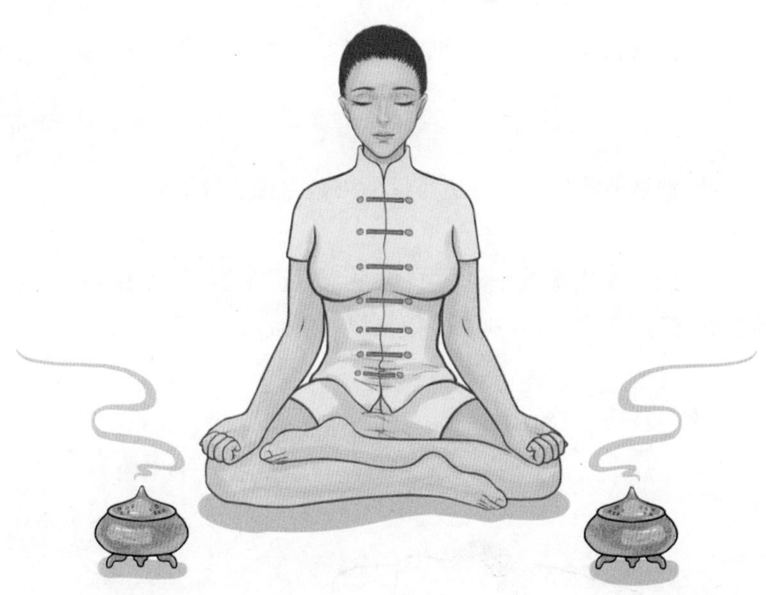

(3) 打坐助眠法

首先是调节呼吸频率，最好能腹式呼吸，配合眼观鼻，鼻观心，让意念回归身体，关注身体的每一个部位，循环往复几次，打坐和冥想的功法和效果比较相似。

静心养心，心静则眠。

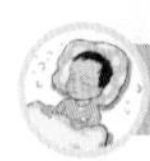

(4) 看书助眠法

也许你也发现过，很多小朋友一看书就能睡着，它证明了一件事，书其实不仅仅是知识和智慧的“百宝箱”，还是助眠的“良药”。

特别是那些你觉得深奥难懂的书籍，催眠效果极佳。

所以，在床头放上几本自己平常觉得艰涩难懂的图书，失眠的时候抱起来“啃一啃”，效果堪比安眠药。

书是良药，心清则利眠。

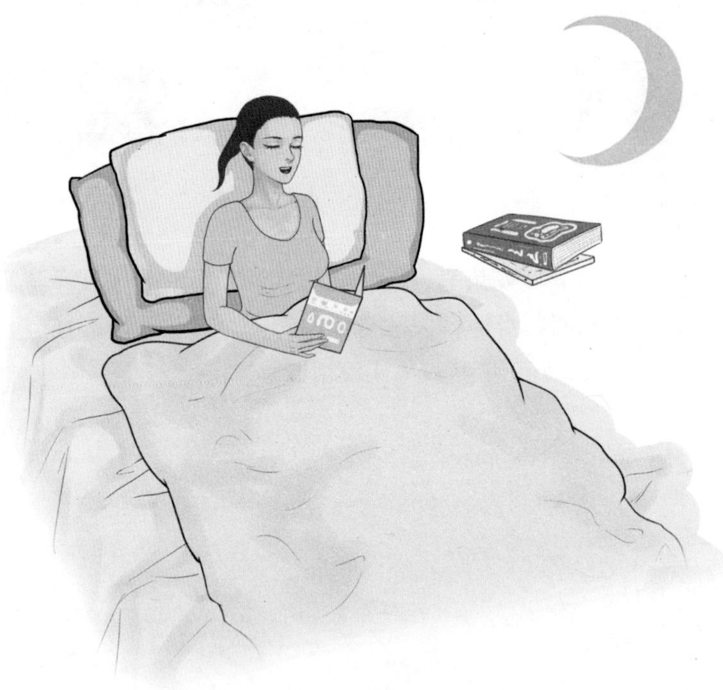

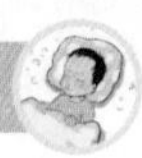

(5) 睡前泡脚助眠法

醋泡脚

在温热水中加些醋，每天睡前用其浸泡双脚，可以达到强身健体的作用，同时对于改善睡眠状态、缓解疲劳具有很好的作用。

花椒水泡脚

用花椒水泡脚比用热水泡脚促进睡眠效果更好。用一个棉布包 50 克花椒，用绳系紧，加水煮开后一并倒入水中泡脚即可。

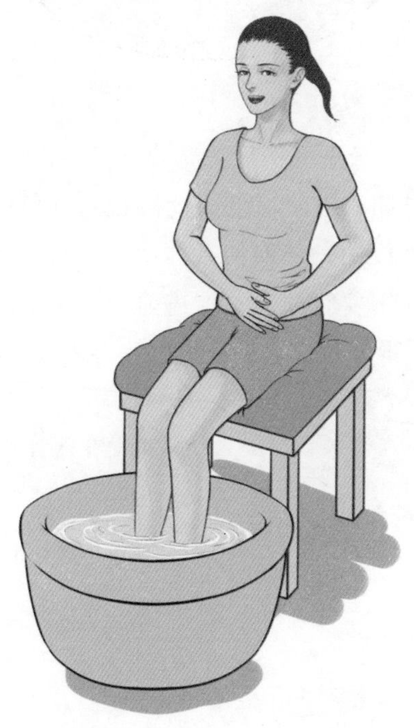

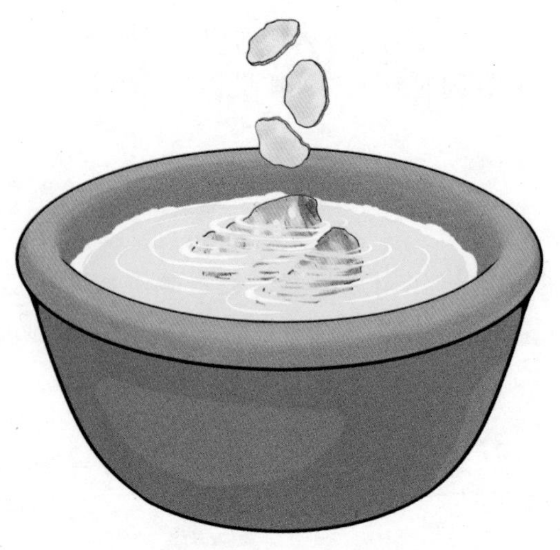

生姜泡脚助眠法

生姜泡脚时加入适量黑醋，能够很好地刺激足底穴位，增强各系统的新陈代谢，从而使人体放松、缓解疲劳，从而改善睡眠质量。而且生姜有活血、促进血液循环的功效，对于促进睡眠来说起到了很好的作用，还可以改善手脚冰凉。

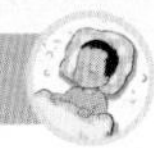

(6) 耳穴压豆助眠法

· **材料**：王不留行籽。

· **穴位**：神门、肾、脾、心、肝、枕、垂前。

· **方法**：先用 75% 酒精局部消毒，然后取王不留行籽贴在 0.6 厘米见方的胶布中间，左手手指托持耳郭，右手用镊子夹取割好的方块胶布，并轻轻揉按 1~2 分钟。

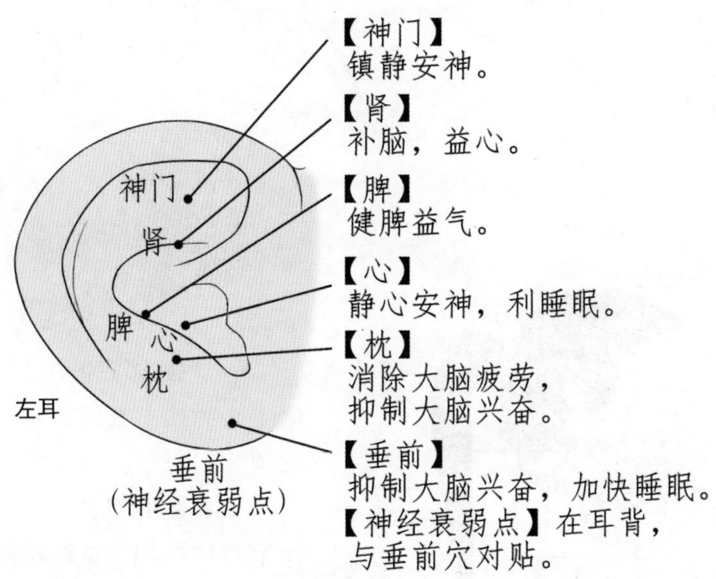

(7) 自我按摩助眠法

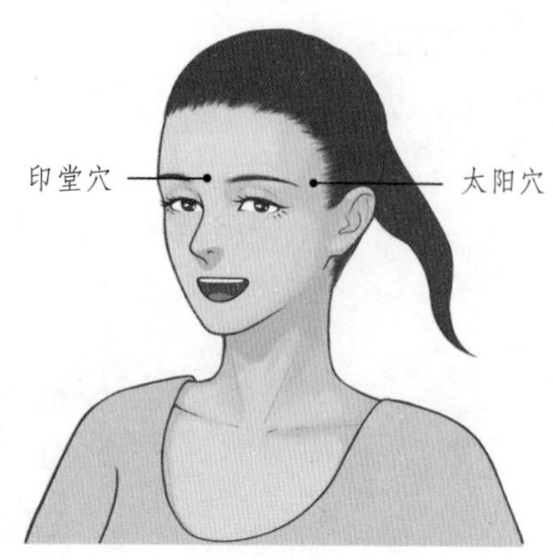

· **头部按摩**：以中指指腹自下而上交替按摩印堂穴 30 次，再沿眉按摩眉棱骨、太阳穴各 30 次。

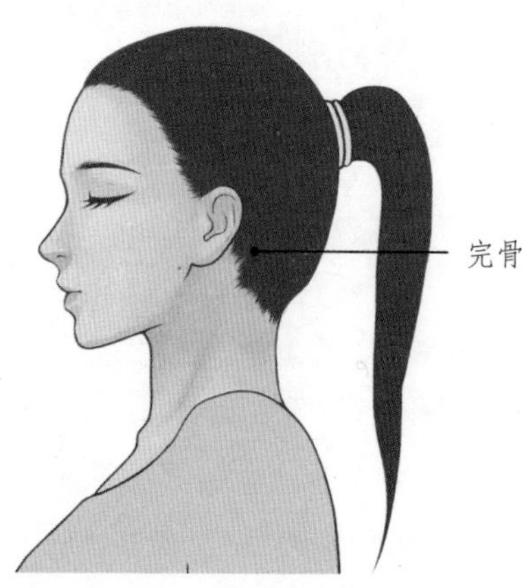

· **耳后按摩完骨穴**：神经兴奋无法入眠时，刺激穴道相当有效。特别是压位于头后侧的完骨穴，可调节自律神经，具有诱睡之效。

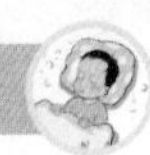

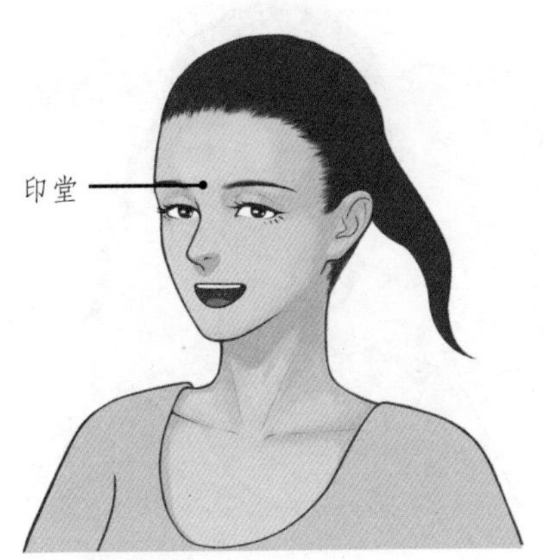

· **按摩印堂穴**：推摩印堂穴，此穴位位于两眉正中央处。可用拇指推摩印堂穴 2~3 分钟。

· **按摩脚底失眠穴**：脚底下有一个称为“失眠穴”的特殊穴位，此穴即为取回失去的睡眠之意，所以刺激它非常有效。失眠穴在脚后跟的中央，此穴可以拳头捶击刺激，轻轻地来回多捶几下。

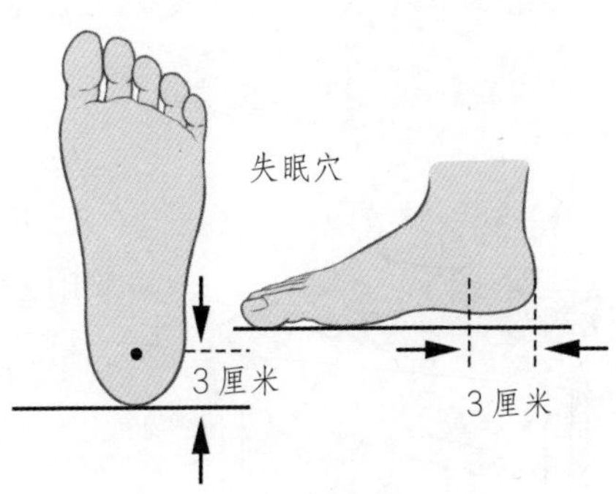

·按摩百会穴：此穴位于头部的正中线上，即头顶正中央。在按摩穴位之前，要全身放松，闭目仰卧在床上。之后用右手拇指外侧或右手掌心，顺时针方向按揉百会穴 3~5 分钟，每晚睡前 1 次。

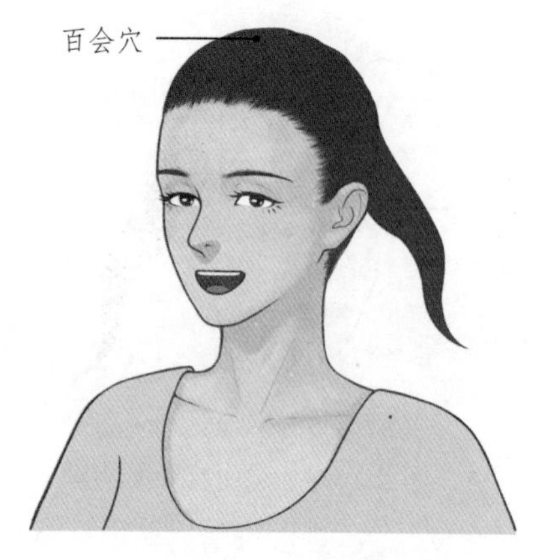

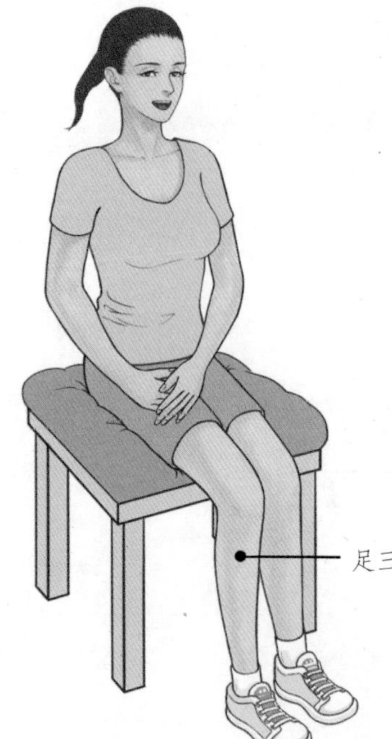

·按摩足三里穴：按揉足三里穴，此穴位位于犊鼻下三寸胫骨外缘一横指。用左右手分别按揉左、右足三里穴 3~5 分钟。

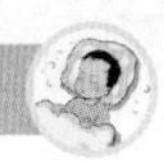

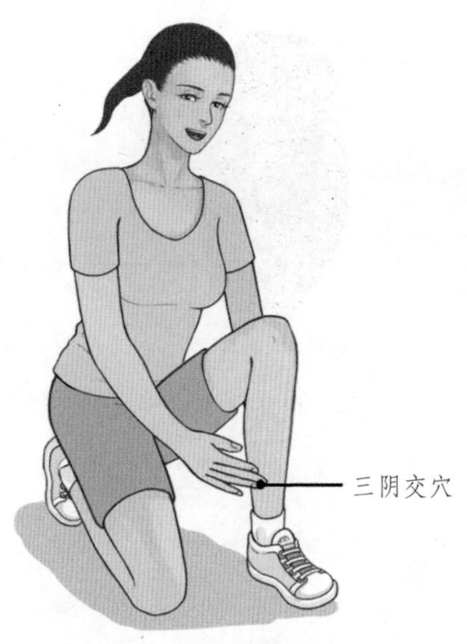

·按摩三阴交穴：按揉三阴交穴，此穴位位于内踝尖上三寸，胫骨后缘处。用拇指按揉左右三阴交穴各 5 分钟左右。

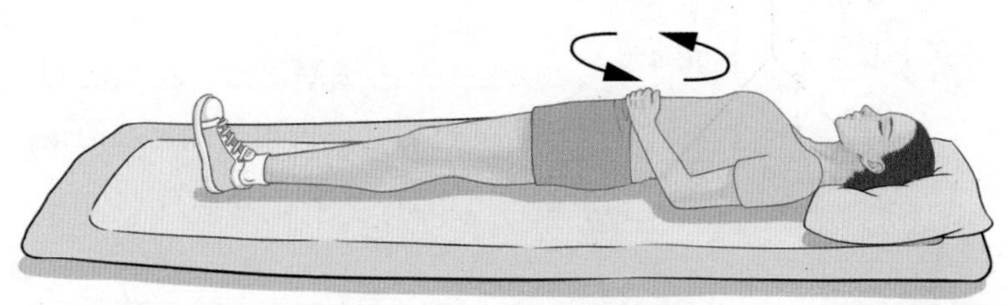

·按摩腹部：临睡前取仰卧位，将双手搓热，环形按揉腹部，顺时针和逆时针各 30 次，除有安眠功效外，还有健脾和胃助消化功效。

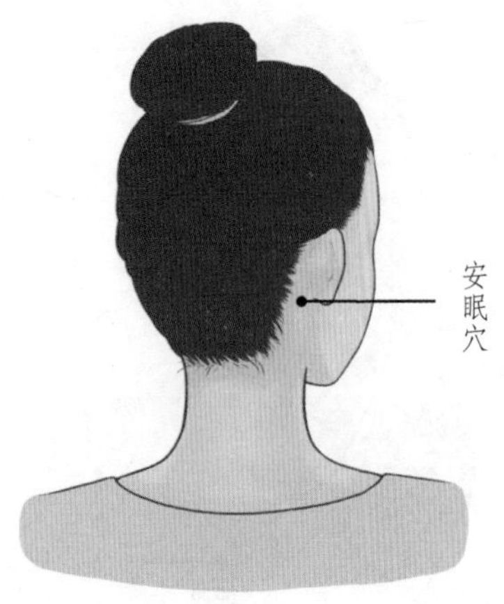

·按摩颈部：以示指按摩耳后乳突旁凹陷安眠穴30次，拿捏颈项30次，以颈部有压迫感为度。

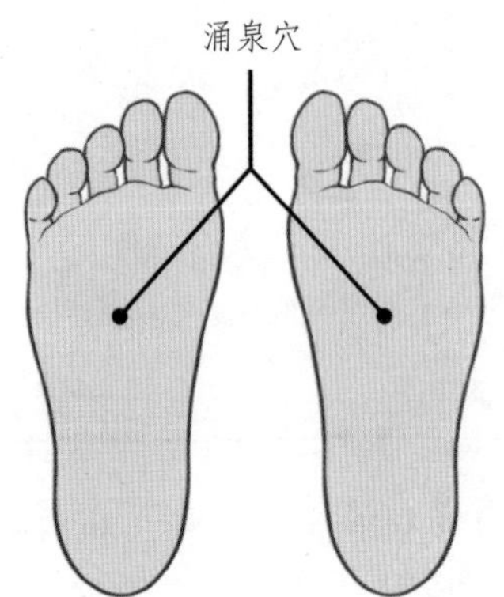

·按摩足心：晚上洗脚过后，以拇指按揉足心涌泉穴各90次，有强肾调肝安眠功效。

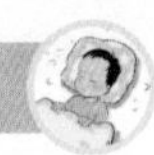

(8) 中药穴位贴敷

· **组成**：黄连 30 克，肉桂 30 克，磁石 30 克，吴茱萸 30 克，炒酸枣仁 30 克。

· **用法**：上述药味研粉，每天取 15 克，用 3~4 毫升食醋调成糊状，分别涂在 2 块约 3 厘米 ×3 厘米的医用纱布上，将涂药的纱布敷于双侧涌泉穴上并用胶带固定，于每晚睡前贴敷，晨起揭之，每天 1 次。

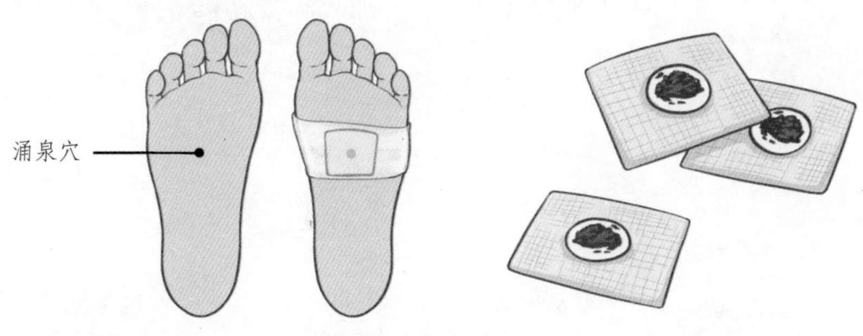

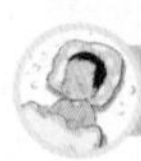

助眠药膳

(1) 核桃桂枣粥

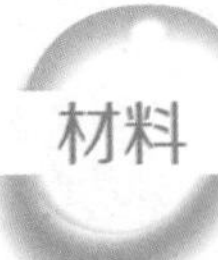

材料 核桃 20 克，桂圆 20 克，红枣 8 颗，小米 150 克，糖 1 小匙，开水 400 毫升（2 人份）。

制作方法 将洗净的小米、桂圆、红枣和水倒入汤锅内，以大火煮至沸。再转小火熬煮 20 分钟，小米米粒开成粥状。加入碎核桃和糖拌匀，即可享用。

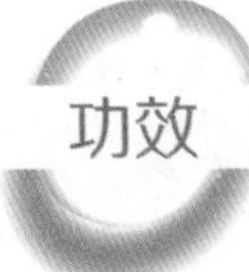

功效 助养脾胃之气，养阴血而安神，适宜脾胃虚弱、心血不足所致失眠人群。

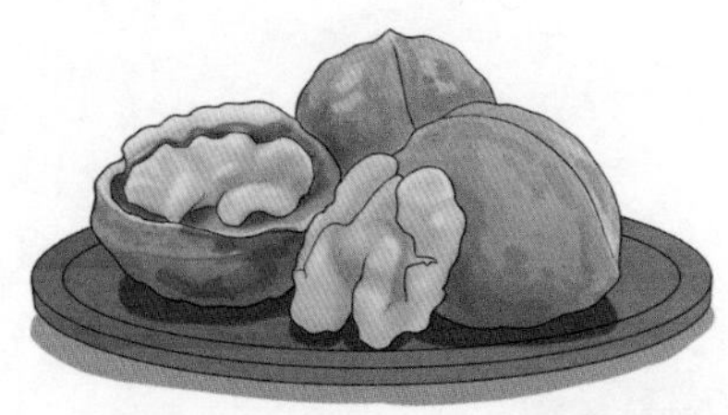

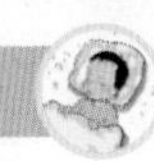

（2）谷糠杞菊粥

材料

谷糠 30 克，枸杞子 30 克，菊花 15 克，粳米 100 克，红枣 10 颗。

制作方法

先将谷糠、枸杞子、菊花浓煎取汁，去掉药渣，加入粳米和红枣，红枣最好先剖开，煮粥食用。

功效

具有补肝肾、明肝目、安心神之功效，适宜于肝肾不足所致失眠人群。

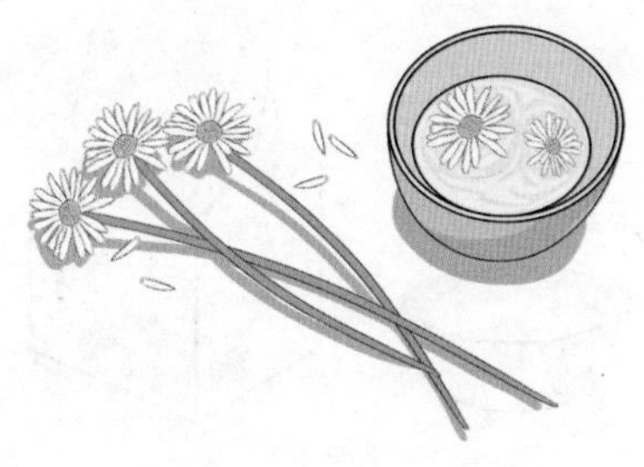

(3) 麦皮牛奶粥

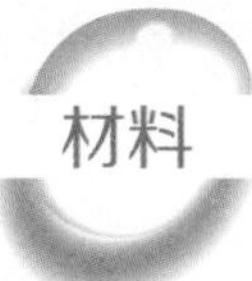

麦皮 100 克，牛奶 100 克，砂糖 100 克，黄油 5 克，精盐适量。

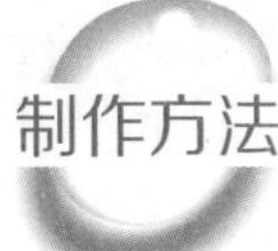

先将麦皮用清水浸泡半小时，加清水如常法煮粥，将熟时倒入牛奶，再煮约 10 分钟，加入砂糖、黄油、精盐，煮到麦皮已烂，稀稠适当时即可食用。

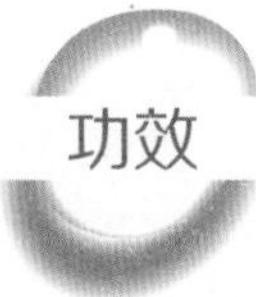

改善大脑功能，安神促眠；适宜于脾胃不适、夜卧不安人群。

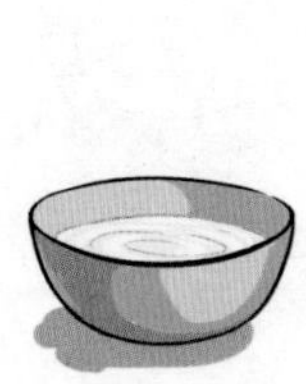

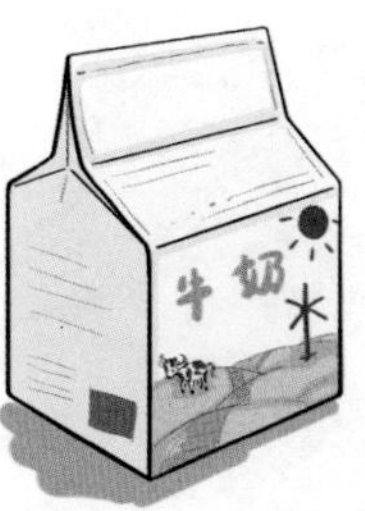

(4) 米糠枣莲粥

材料 米糠 30 克，高粱米 30 克，炒酸枣仁 15 克，莲子 30 个。

制作方法 先将高粱米、炒酸枣仁洗净，用牙签把莲子里的莲心取出，随同米糠，加清水适量，煮成粥。每晚临睡时食用。

功效 具有清心火、养心安神的功效；适宜于心神不宁、善惊易烦人群。

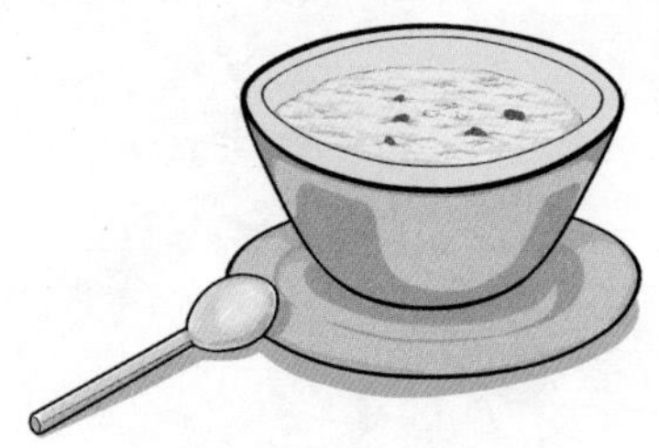

（5）莲子桂圆粥

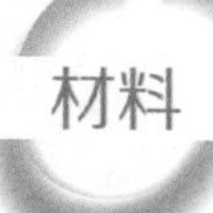
材料 莲子肉 50 克，桂圆肉 30 克，糯米 60 克。

制作方法 加水同煮成粥，做早餐食之。

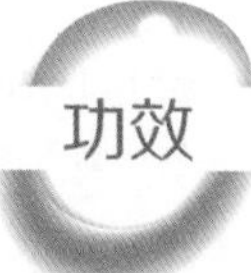
功效 具有养心、益肾、补脾功效；适宜于劳伤心脾、气血不足所致失眠人群。

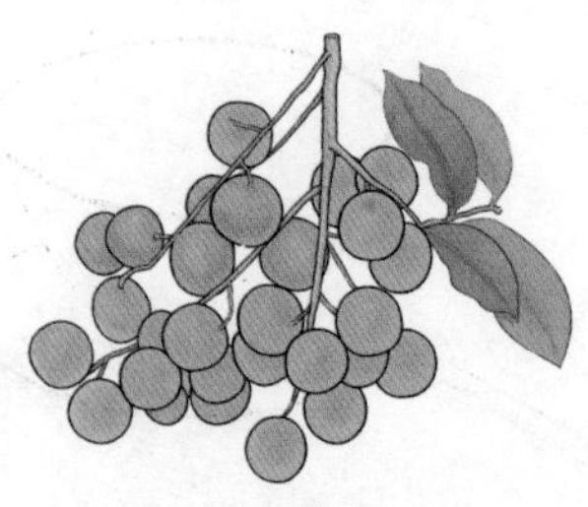

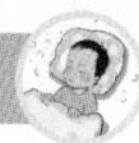

(6) 玄参百合粥

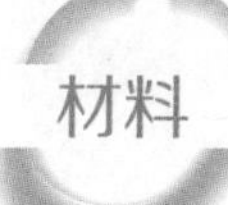

玄参 15 克，百合 30 克，合欢皮 15 克，粳米 100 克。

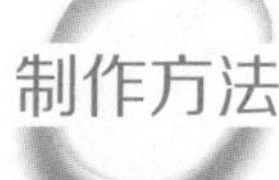

先水煎上 3 味药，取汁 400 毫升，加粳米煮粥，晨起做早餐食之。

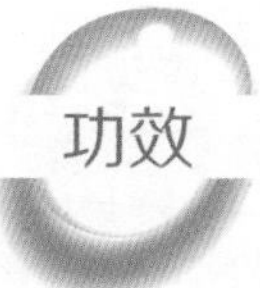

具有滋阴降火之功效，适宜于心火旺盛、心阴不足所致失眠人群。

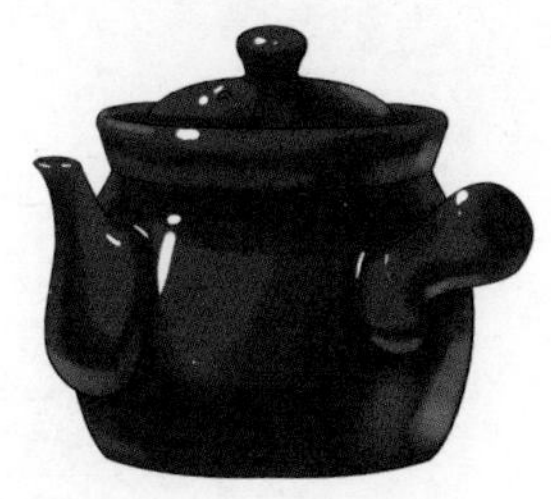

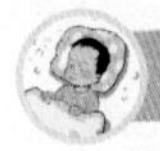
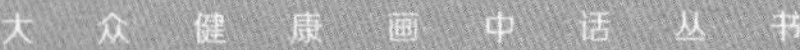

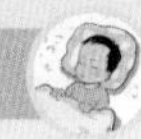

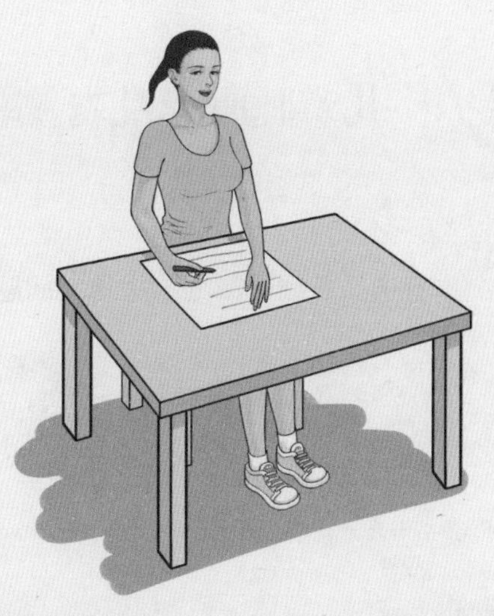

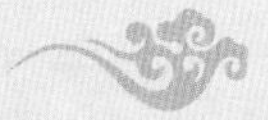

附 录

附录一　儿童睡眠紊乱自测量表

请试着回答每一个问题，在答题过程中请结合孩子最近 6 个月的睡眠情况进行选择，圈出或划出您选择问题的答案。

1. 大多数情况，每晚孩子睡眠时间有多少小时	□① 9~11 个小时	□② 8~9 个小时	□③ 7~8 个小时	□④ 5~7 个小时	□⑤ 小于 5 个小时
2. 通常您的孩子上床睡觉后多长时间才能睡着	□① 小于 15 分钟	□② 15~30 分钟	□③ 30~45 分钟	□④ 45~50 分钟	□⑤ 大于 60 分钟
3. 孩子不愿上床睡觉	□① 无	□② 偶尔（每月少于 1 或 2 次）	□③ 有时（每月 1~2 次）	□④ 经常（每月 3 或 5 次）	□⑤ 总是（日常）
4. 晚上孩子入睡困难	□① 无	□② 偶尔（每月少于 1 或 2 次）	□③ 有时（每月 1~2 次）	□④ 经常（每月 3 或 5 次）	□⑤ 总是（日常）
5. 孩子入睡会感到焦虑或恐惧	□① 无	□② 偶尔（每月少于 1 或 2 次）	□③ 有时（每月 1~2 次）	□④ 经常（每月 3 或 5 次）	□⑤ 总是（日常）
6. 孩子入睡时会惊吓或抽动	□① 无	□② 偶尔（每月少于 1 或 2 次）	□③ 有时（每月 1~2 次）	□④ 经常（每月 3 或 5 次）	□⑤ 总是（日常）
7. 孩子入睡时会出现重复动作，例如频繁摇头或撞击	□① 无	□② 偶尔（每月少于 1 或 2 次）	□③ 有时（每月 1~2 次）	□④ 经常（每月 3 或 5 次）	□⑤ 总是（日常）
8. 孩子入睡时会经历鲜明的梦境场景	□① 无	□② 偶尔（每月少于 1 或 2 次）	□③ 有时（每月 1~2 次）	□④ 经常（每月 3 或 5 次）	□⑤ 总是（日常）

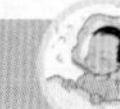

9. 孩子睡觉时会过度出汗	□① 无	□② 偶尔（每月少于 1 或 2 次）	□③ 有时（每月 1~2 次）	□④ 经常（每月 3 或 5 次）	□⑤ 总是（日常）
10. 每晚孩子会醒来 2 次以上	□① 无	□② 偶尔（每月少于 1 或 2 次）	□③ 有时（每月 1~2 次）	□④ 经常（每月 3 或 5 次）	□⑤ 总是（日常）
11. 晚上醒后，孩子很难再入睡	□① 无	□② 偶尔（每月少于 1 或 2 次）	□③ 有时（每月 1~2 次）	□④ 经常（每月 3 或 5 次）	□⑤ 总是（日常）
12. 睡着后，孩子频繁出现腿部抽动或痉挛，或者在深夜的时候经常改变睡姿或者踢被子	□① 无	□② 偶尔（每月少于 1 或 2 次）	□③ 有时（每月 1~2 次）	□④ 经常（每月 3 或 5 次）	□⑤ 总是（日常）
13. 深夜孩子会出现呼吸困难	□① 无	□② 偶尔（每月少于 1 或 2 次）	□③ 有时（每月 1~2 次）	□④ 经常（每月 3 或 5 次）	□⑤ 总是（日常）
14. 孩子睡着的时候上气不接下气或呼吸停止	□① 无	□② 偶尔（每月少于 1 或 2 次）	□③ 有时（每月 1~2 次）	□④ 经常（每月 3 或 5 次）	□⑤ 总是（日常）
15. 孩子打鼾	□① 无	□② 偶尔（每月少于 1 或 2 次）	□③ 有时（每月 1~2 次）	□④ 经常（每月 3 或 5 次）	□⑤ 总是（日常）
16. 孩子夜间过度出汗	□① 无	□② 偶尔（每月少于 1 或 2 次）	□③ 有时（每月 1~2 次）	□④ 经常（每月 3 或 5 次）	□⑤ 总是（日常）
17. 您发现孩子会梦游	□① 无	□② 偶尔（每月少于 1 或 2 次）	□③ 有时（每月 1~2 次）	□④ 经常（每月 3 或 5 次）	□⑤ 总是（日常）
18. 您发现孩子说梦话	□① 无	□② 偶尔（每月少于 1 或 2 次）	□③ 有时（每月 1~2 次）	□④ 经常（每月 3 或 5 次）	□⑤ 总是（日常）
19. 孩子睡觉时会磨牙	□① 无	□② 偶尔（每月少于 1 或 2 次）	□③ 有时（每月 1~2 次）	□④ 经常（每月 3 或 5 次）	□⑤ 总是（日常）

20. 孩子会大叫而惊醒或者迷糊中您不能叫醒他 / 她，但是事后不能记起	□① 无	□② 偶尔（每月少于 1 或 2 次）	□③ 有时（每月 1~2 次）	□④ 经常（每月 3 或 5 次）	□⑤ 总是（日常）
21. 孩子夜里会尖叫醒来或迷迷糊糊，似乎您帮不到他 / 她，但第二天早上孩子不记得	□① 无	□② 偶尔（每月少于 1 或 2 次）	□③ 有时（每月 1~2 次）	□④ 经常（每月 3 或 5 次）	□⑤ 总是（日常）
22. 孩子早上经常很难醒来	□① 无	□② 偶尔（每月少于 1 或 2 次）	□③ 有时（每月 1~2 次）	□④ 经常（每月 3 或 5 次）	□⑤ 总是（日常）
23. 孩子早上醒来后感到疲乏	□① 无	□② 偶尔（每月少于 1 或 2 次）	□③ 有时（每月 1~2 次）	□④ 经常（每月 3 或 5 次）	□⑤ 总是（日常）
24. 第二天醒来后孩子感到身体不能动	□① 无	□② 偶尔（每月少于 1 或 2 次）	□③ 有时（每月 1~2 次）	□④ 经常（每月 3 或 5 次）	□⑤ 总是（日常）
25. 孩子会出现白天嗜睡	□① 无	□② 偶尔（每月少于 1 或 2 次）	□③ 有时（每月 1~2 次）	□④ 经常（每月 3 或 5 次）	□⑤ 总是（日常）
26. 孩子会不分场合能突然睡着	□① 无	□② 偶尔（每月少于 1 或 2 次）	□③ 有时（每月 1~2 次）	□④ 经常（每月 3 或 5 次）	□⑤ 总是（日常）

提示：(1) 入睡困难和睡眠维持障碍（将条目 1、2、3、4、5、10、11 得分求和）。
(2) 睡眠呼吸障碍（将条目 13、14、15 得分求和）。
(3) 觉醒障碍（将条目 17、20、21 得分求和）。
(4) 睡眠觉醒转换障碍（将条目 6、7、8、12、18、19 得分求和）。
(5) 过度嗜睡（将 22、23、24、25、26 得分求和）。
(6) 夜间多汗（将 9、16 得分求和）。
(7) 总分（将上述得分求和）。

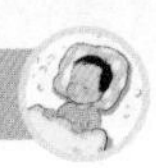

评估方式：父母或者监护人代替孩子评估，测评、笔答，完成评估需要 10~15 分钟。

评分方法：①~⑤分别代表 1~5 分，分数越高提示可能存在越严重的睡眠紊乱。通过分别统计出六个类别的分数，然后计算总分得到结果。一般将 39 分作为正常与异常的分界线。

附录二　失眠自评量表

1

入睡时间（关灯后到睡着的时间）

☐ 0：没问题　　☐ 1：轻微延迟

☐ 2：显著延迟　　☐ 3：延迟严重或没有睡着

2

夜间苏醒

☐ 0：没问题　　☐ 1：轻微影响

☐ 2：显著影响　　☐ 3：严重影响或没有睡着

3

比期望的时间早醒

☐ 0：没问题　　☐ 1：轻微提早

☐ 2：显著提早　　☐ 3：严重提早或没有睡着

4

总睡眠时间

☐ 0：足够　　☐ 1：轻微不足

☐ 2：显著不足　　☐ 3：严重不足或没有睡着

5 总睡眠质量（无论睡多长）

□ 0：满意　□ 1：轻微不满

□ 2：显著不满　□ 3：严重不满或没有睡着

6 白天情绪

□ 0：正常　□ 1：轻微低落

□ 2：显著低落　□ 3：严重低落

7 白天身体状况（体力 / 精神，如记忆力、认知功能和注意力等）

□ 0：足够　□ 1：轻微影响

□ 2：显著影响　□ 3：严重影响

8 白天思睡

□ 0：无思睡　□ 1：轻微思睡

□ 2：显著思睡　□ 3：严重思睡

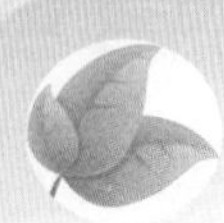

自测标准：

- 如果总分小于 4 分为正常。
- 如果总分在 4~6 分为可疑失眠。
- 如果总分在 6 分以上为失眠。

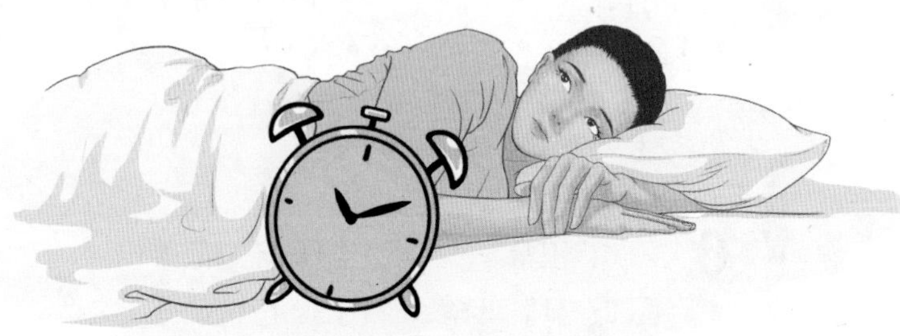

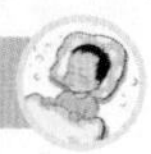

附录三 瞌睡状况自评量表

在下列情况下，您打瞌睡(不仅仅是感到疲倦)的可能性如何？这是指您最近几个月的通常生活情况。假如你最近没有做过其中的某些事情，请试着填上它们可能会给你带来多大的影响。给下列每种情况选出最适当的数字，从每行中选一个最符合你情况的数字。

1. 坐着阅读书刊	□0：从不打瞌睡	□1：轻度打瞌睡	□2：中度打瞌睡	□3：严重打瞌睡
2. 看电视	□0：从不打瞌睡	□1：轻度打瞌睡	□2：中度打瞌睡	□3：严重打瞌睡
3. 在公共场合坐着不动（如电影院或开会）	□0：从不打瞌睡	□1：轻度打瞌睡	□2：中度打瞌睡	□3：严重打瞌睡
4. 乘坐汽车超过1小时，中间不休息	□0：从不打瞌睡	□1：轻度打瞌睡	□2：中度打瞌睡	□3：严重打瞌睡
5. 环境许可，在下午躺下休息	□0：从不打瞌睡	□1：轻度打瞌睡	□2：中度打瞌睡	□3：严重打瞌睡
6. 坐下与人谈话	□0：从不打瞌睡	□1：轻度打瞌睡	□2：中度打瞌睡	□3：严重打瞌睡
7. 午餐未喝酒，餐后安静地坐着	□0：从不打瞌睡	□1：轻度打瞌睡	□2：中度打瞌睡	□3：严重打瞌睡
8. 遇堵车时停车数分钟以上	□0：从不打瞌睡	□1：轻度打瞌睡	□2：中度打瞌睡	□3：严重打瞌睡

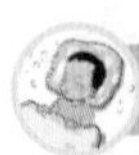

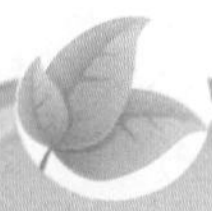

自我评价方法：

以上 8 种情况的分数相加，总分在 0~24 分之间。

总分 >6：瞌睡。

总分 >10：非常瞌睡。

总分 >16：有危险性的瞌睡。

如果在今后 2 周内每晚睡足 8 小时，评分仍没有改善，建议您去看医生。

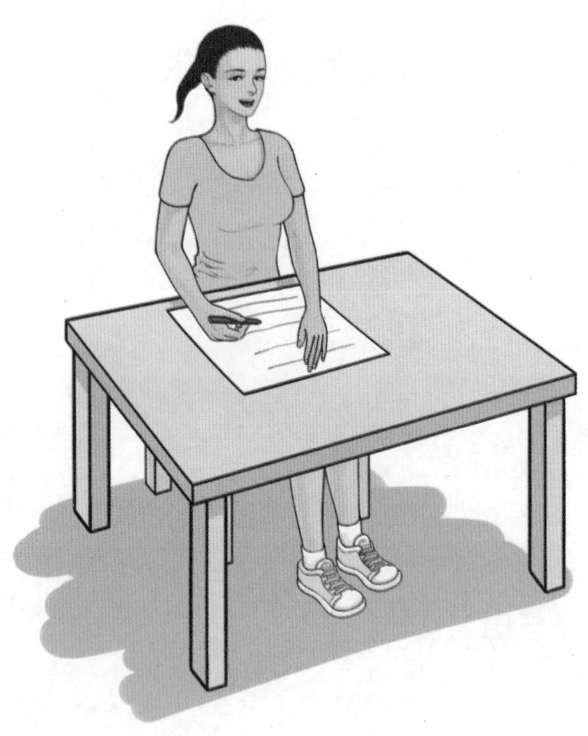